U0060241

外星歸來地球

曾陵珍／著

推薦序一
家裡是孩子的第一所學校，父母是孩子的第一個導師

中華民國自閉症總會理事長　陳惠玲

~同樣的境遇不同的努力　也呈現出不同的結果~

拜讀陵珍的書，除了淚流滿面以外，更加為他的努力而敬佩萬分，總是正向積極！一字字一句句都和我的經歷相仿，同樣有一個自閉症孩子的媽媽，兩個境遇相似的母親努力的目標都是因為不服輸的個性而產生把孩子教好的動力。我就無法做到像他這麼多，陵珍的不離不棄和堅持真是讓人敬佩。

在台灣自閉症被診斷、教育、治療的開始時間並不長。在我們生出有自閉症小孩時一般的小兒科醫師都不見得能給合適的診斷，更遑論治療與教育了。自閉症在我們小孩那個年代根本不知道它是什麼？而能改善自閉症與否大多只能依靠父母的努力，有努力不見得會成功，但沒有努力就更難看見孩子們的未來

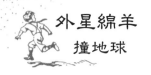

了。

　　看見陵珍為了小孩做的努力，包括教學、陪讀、親師溝通與事先的準備，絕對是星兒的父母可以參考的模式。我們身為人母的並不知道教了會有什麼效果，只知道努力學盡力教，成果雖不滿意但是有進步即是我們的目標。

　　陵珍在陪讀過程中也教會了普通班的孩子如何與我們的孩子相處之道，生命教育的體現就在普通班默默的進行著。也許我們做星爸星媽的人都有點鴕鳥心態自欺欺人希望孩子會因為成長而轉好，其實辦不辦手冊，他都是自閉症的孩子。早點承認孩子的需求才能早一些協助孩子的早期療育。我的孩子到五歲半才確診為自閉症，幼稚園時老師都告訴我：「你兒子都用後腦勺上課，但是答對的題數都比其他同學多。」所以我認定孩子是用其他管道學習。陵珍使用不同管道讓暘暘學習增加了他的吸收學習，星兒的家長都應該學習陵珍不斷嘗試不同的輸入管道讓孩子接受不同的刺激，皇天不負有心人，父母也能是孩子的貴人。

　　不論孩子障礙有多嚴重「家裡是孩子的第一所

學校」「父母是孩子的第一個導師」不論成功與否努力教，上天一定不會辜負我們的付出。

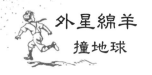

推薦序二
不經一番寒徹骨，焉得梅花撲鼻香

台中市社會局局長　彭懷眞博士

也許是巧合，更可能因為我經常參加身障服務相關活動，連續三個月的第一天，我都與身障朋友密切互動。包括：

九月一日，上準衡器股份有限公司捐贈復康巴士。

十月一日，中華民國智障者家長總會舉辦「第16屆挑戰者自立生活學習體驗營」開幕儀式

十一月一日，唐氏症基金會中區總部成立典禮。

在十月一日，我認識了承暘和他的母親曾陵珍女士，曾女士希望我為此書寫一些分享。我也閱讀了黃穎峰理事長、林錫銓教授、梁家豪老師各自的序言。

先談談我們相遇的場域：智能挑戰者自立生活

學習體驗營。謝謝中華民國智障者家長總會主辦，台中市自閉症教育協進會等協辦，來自全省十多個團隊參與。我特別早到一些，與每一個參與單位的團隊合影。希望以行動說明自己對這個營隊的看重，更希望有更多的智能挑戰者能自立生活，像承暘一樣。

承暘自幼奮鬥的歷程，他的老師在序言中有所分享。我特別想說說他讀碩士的那一段。我在東海社工系陪同五十幾位研究生獲得碩士、博士，深知此路程的艱難。如同書中所寫：「碩士班像是爬玉山，老師一個比一個嚴格。」課業如此吃重，承暘非常努力，甚至做到「樂在其中，忙碌卻充實。」他完成了〈西濱快速公路生態旅遊景點之探討〉碩士論文，接著和老師去韓國，訪問姊妹校，真是精采又有趣。

正如該章一開頭所寫的那句真理：「不經一番寒徹骨，焉得梅花撲鼻香」承暘和他的家人，所經歷的寒徹深遠超過無數人，但所創造的奇蹟，包括這本非常精彩、文筆絕佳的著作，有如梅花撲鼻香，造福更多人。

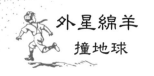

推薦序三
融合教育的標準示範

台中市自閉症教育協進會理事長　黃穎峰

　　拜讀過曾陵珍理事長的大作，對於一位母親無怨無悔地投入自閉兒的成長歷程深感佩服、真是自嘆不如。

　　在這詳細記載的成長歷程中，讓我印象最深的是成功實踐了融合教育，不僅在國小教育能夠做到成功的融合，甚至執行到高等教育階段！在政府努力要達到「身心障礙者權利公約（CRPD）」要求的今日，這本作品實在足以供教育當局參考。

　　我國對融合教育著力最深的吳淑美教授，在她所著作的《融合班的理論與實務》書中，羅列了融合教育中，學校、教師、家長各自的角色與任務。其中引述了美國學者 Smith（1996）所提出融合的 9 項指標，第一項就是「每個學生屬於班上的一分子」。不只是老師視特需學生為班級一分子，還要同學視特需

同學為班級一分子，更重要的是：特需學生也感受到自己是班級一分子！在曾理事長告訴我們的故事中，我們看到了母親如何發揮智慧，適時適切的協助，最終讓承暘從小學到研究所的不同階段，都能與同學保有良好關係。「我有朋友」實在是自閉症者最珍貴的財富。

　　「讓自閉兒能順利在融合教育中就讀」是所有自閉兒家長的希望，雖然這是現今教育政策的要求，卻不是理所當然會成功，其中需要有太多人的努力。身為家長，我期待所有家長能掌握一個大原則：「盡可能參與、盡可能協助，讓老師感受到班上有我們的自閉兒，她的資源增加，而不是負擔增加。」承暘媽的故事，值得家長們學習。

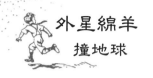

推薦序四
用和善向世界開放

亞洲大學休閒與遊憩管理學系　林錫銓教授

　　對承暘的第一個深刻印象，是他對台灣交通路線的瞭若指掌。而他樸實真誠的含蓄笑容，也成為同學們大學四年共學同樂的溫馨標誌。作為陵珍媽媽和承暘的導師，我欣喜於他們為班上學子所帶引的許多學習典範。包括耐心等待成長、樂觀參與學習、樂於服務群體以及追求知識的專注等等。

　　印象中，承暘總是最早進入課堂等候上課，並且勤作筆記。記得在 Event Management 課程中，為了協助推廣剛創立的「亞蒂菲」休憩系實習餐廳，期末要求同學們一起舉辦「村姑選美比賽」的噱頭活動。班上同學一起夜間投入場地佈置，一起卯足了勁地裝扮村姑。活動大為成功，也把班上的同學情誼拉升到了高點，承暘作為副班代更是全程歡喜投入。

　　在陵珍班代以及多位幹部的用心帶領下，班上

同學的感情日益緊密，大家也日益珍惜這份難得的情誼。而就在這樣溫馨的學習氛圍中，承暘跟許多同學一樣，從剛進大學時的羞澀、陌生，在歷經多門課程的要求歷練與分組任務後，我們看到承暘變了！變得更願意開放自己，也更樂於表達和分享自己。

　　結束了多年夜間奔波學習的大學生涯，在幾番徘徊慎思之後。承暘決定再次接受更大的挑戰—攻讀碩士學位，勇於讓自己投入另一個新的學習處境，一個必須邁向更加獨立自學的研究歷練。果然，遇弱則弱，遇強則強。承暘面對更大的課業壓力，一貫不疾不徐地樂在其中，忙碌卻充實地完成了碩士學位。最值得讚賀的是，他完成了一本與他的成長經驗緊密關聯的碩士論文《西濱快速公路生態旅遊景點之探討》。將他原本知之甚詳的台灣交通動線又更進一步地作了深刻的探討。對於自幼就勤於帶領承暘走向山林自然、走向社會人群的父母愛心而言，這無疑是最珍貴的反饋，也是一個豐滿的逗點。相信承暘更加自信的和善，會引領他走向更開闊、更精彩的世界。

（本文作者為本書主角大學班導）

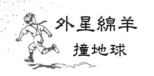

推薦序五
尊重每個特殊完型的生命體

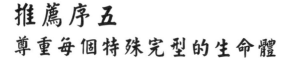

惠文高中輔導教師　吳彥慶老師

　　綿羊性情溫群可愛，優游在草原中，藍天白雲以及綠油油一望無盡的草地陪襯下，是最美麗的一副畫。然而，當外星人降臨在綿羊身上來到地球的瞬間，看似再平凡不過日常，卻總得激盪出一幕幕精彩的浪花，才能刻劃出色彩，且歷歷在目。綿羊在蜿蜒曲折的過程一路也很認分且努力，現在的羊已經是成熟穩健的大羊，完成了碩士學位，也進入職場多年。而這隻幸運的羊，背後有一個強大的家庭默默一路支持陪伴著，跌倒了就教他如何站起，受傷了總有個穩定堅強的擁抱，得獎了也不免一頓大餐飽食開心慶賀著，老是記不起來知識，就靠四輪高速幾百公里的奔馳著，讓先讓羊的心情穩定，然後在路上複習起那沉重的天書課業。也許是這樣一路的努力與堅持，幸運地也讓羊家抽到了一台休旅車，這機率就跟外星人降

臨在綿羊身上一樣，讓他們持續踏訪 319 個鄉鎮的蒐集印章很多回，走訪每條在綿羊腦海中縝密的臺灣公路，讓這家人的幸福與快樂持續的編織著。

這本以類似敘說研究法（narrative inquiry）或個人經驗法（personal experience methods）的撰述，以成長的時間序來做為鋪陳脈絡，將把每個階段的成長寫成一幕幕的故事，除了是一本值得肯定的生命教育典範，然這本書最大的價值，讀者應仔細咀嚼理解每個家庭背後發展的脈絡，進而延伸出適性的教養方法與態度，尊重每個特殊完型的生命體，發展出來教導與陪伴。教養沒有絕對，也沒有所謂模板與複製，就是一種選擇，陪伴，支持與堅持。羊是中重度自閉症，從任何一本教科書或專家學者的建議，絕對不是走學術大學的路線，但羊在家人討論，陪伴與選擇，走了這條路，值得讀者細細咀嚼與思考。

跟羊在 16 歲相識，有著特殊緣分，一路看他對聲音氣味敏感，一有大考就必須要請假那種不安膽怯孩子，一路成長與走一般同學無差別的學術路線，完成學士，甚至是碩士畢業，工作獨立自主，很開心這本書的完成，也看到一個生命的堅持與韌體，堅強並

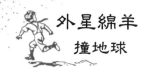

感到驕傲，值得推薦與細細品味。而成熟大羊的生命故事章節，扔然持續發展的⋯⋯。

（本文作者爲本書主角高中輔導老師）

推薦序六
了解自閉症孩子成長過程必讀的一本書

居仁國中教師　梁家豪老師

　　那一年，我在台中醫院開心的迎接大女兒的來臨，初為人父，欣喜不已。開心之餘，仍掛心著承暘，因為他長時間請假，多日未到校。這不像他，因為曾老師注重教育，不會任由他耍賴、偷懶不上學。原來那時候承暘生病了。

　　我在醫院打了電話，問問承暘的狀況，電話那頭的曾老師，不若以往的熱情有活力，問他一句孩子的狀況如何，總是想了許久才回答，顯然是曾老師面對承暘突然的病情也不知所措，電話那頭必然是帶著淚水。我想去看看承暘，給他加油打氣，意外的被曾老師婉拒了，原來愛孩子的曾老師怕承暘的病情不尋常，影響了我剛出生的女兒，當下的我是既不捨又感動，事隔多年，這事仍讓我印象深刻。

　　承暘以自閉症學生的身分到我的班，曾老師總

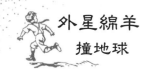

謝謝我能將他照顧好，但是我認為曾老師反過來對這個班的貢獻，比我照顧承暘還多。幫班上定時辦郊遊、聚餐活動。幫忙收教材費用、提議班上共購好書並負責選購，培養學生閱讀力。籌畫耶誕節活動、謝師宴……等。這麼強力的家長，讓我帶起班來，得心應手。

承暘讓我印象深刻的，是他寫文章的能力。考試領導教學，當年的升學制度，作文成績太重要了。我當年為了讓班上孩子多寫文章，一個數學專長的導師，竟也攬起了改作文的工作。畢竟非本科，目的是讓學生多寫，權衡之下，只寫短文，給分數不給評語。三年下來也看過承暘數十篇短文。承暘的文章能引經據典，成語、古文詩詞、名言佳句常常使用合宜。可見，曾老師平時培養的文學能力，功力深厚。我當年有實施班級優缺點獎勵制度，其中一項能增加優點的方式，就是假日時額外多寫文章，能持之以恆，一寫再寫的，就只有承暘了。

承暘的社會科成績也是令人驚豔，當年我也自願幫班上加強社會科，再經過社會科老師同意下，印了許多考卷讓班上練習，承暘的社會科成績非常穩

定，名列前茅。

　　班上的活動，他會靜靜的在旁邊參與，平時話不多，除非講到他有興趣的話題，便會滔滔不絕。有一回還讓他在午餐時間上台報告出遊記趣，想當然，必是跟他最有興趣的台灣公路系統有關。因為承暘有一位稱職的小天使——洪同學，真的很感謝洪同學給承暘適時的幫助，老師要藉此好好表揚她。或許因為如此，承暘跟同學的衝突事件其實很少，雖然也曾經和一位男同學發生衝突，雙方都爭得面紅耳赤，若非同學制止，雙方有可能會動手。但經過師長們的教導，這件事情很快的就和平落幕了。

　　在這三年中，時常幫助承暘的同學們，曾老師都感恩在心。畢業前，曾老師邀約了承暘的幾位小天使們到家裡玩，也大方的邀請了該位和承暘發生衝突的同學。我和家人、小孩也一同參與，當時眾多佳餚中，我記到現在的一道菜，承暘爸爸做的炸雞，太香太好吃了。

　　在帶承暘的三年中，假日晚上時常收到他們出遊帶回來的伴手禮。幾乎每學期就會請我和太太餐敘一次，有一回我參加了教職員組的排球賽，因而受傷

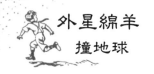

請假三天。許多家長和承暘媽媽也來看我，實在很暖心。承暘家這麼熱情和客氣，實在讓我有點不好意思。對了，還有承暘媽媽親手做的韓式泡菜，也送了我好幾次，好吃。

這幾年帶班過程中，偶爾有失望、徬徨無助、認為某些學生怎麼都學不起來，很難帶。但比起曾老師一路引導承暘的過程，所花費的精力和心力，真的是差太多了，怎能不讓我深刻省思，要再更有耐心的引導孩子，幫助孩子呢？曾老師多年來一直推動閱讀，總能推薦給我好書、好的演講，也始終在教育下一代的工作上，盡心盡力。對於想了解自閉症孩子成長過程的您、老師、家長和同學，我誠心的推薦這本書給大家。

（本文作者為本書主角國中老師）

推薦序七
足以作之師

友人　蔡玉蘭

　　40 年老友要出書了，充滿挑戰的育兒經歷，彷彿中當年那不服輸的精神回來了。

　　認識陵珍時我們都才十幾歲，印象中的小姑娘卻異常自信，似乎天塌了她都知道該怎麼辦。後來聽她自述才知道她不一樣的成長歷程，感覺就一個活脫脫的天降大任的範型人……。

　　20 幾歲她遇到很棒的他、也努力把帥帥的他栓住了，年輕人沒有很多錢卻有很多快樂，快樂中養育兩個小公主，在我看那就叫幸福！

　　頭腦靈活的人是束縛不了的。愛孩子的她很自然把照顧孩子由天命延伸為事業，自己開安親班所以兩個女兒一定優異囉，我當時是這麼想。但現在回頭看，許多人生的過程都是天意精心安排的，教育的經歷是為了鋪陳遲到 11 年的老三星王子。

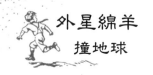

　　星王子從小就顯現非常人，這是讓同樣「非等閒」的星媽有了激發潛能的機會，硬是不服，不僅放棄特教、一路走正規教育，國中、高中、大學、還超常讀完碩士！那得經歷多大的風雨考驗！

　　沒錯，你可以在文中看見她曾無奈、困頓，挫折來源不只是孩子，還有周遭一路磕磕碰碰的人事物。幸好她沒有放棄，用滿滿的正能量把磨礪者變成貴人，這其中有多少付出？讓我邊看邊鼓掌喝采呀！

　　而我最自嘆不如的是，不管教育的是資優還是自閉，她總能夠把孩子的潛能激發，並適時的推一把，那需要很多機巧、絕對的耐心、愛和包容。而這一路走來她自己工作也沒有閒著，因緣際會還擔任了協會理監事甚至理事長，我就想問她：還有啥事不行？真是服了！

　　都說人生是戲，我猜她就是能把壞劇本演繹成她想要的那種幸福版本的人。是的，她創造了自己的實相！

　　最後引用她文中的話：「優秀也可以是一種習慣，願意行動才能如你所願」、「最大的貴人是自己」。

對於演繹這麼一場高難度的人生戲劇，我這吃瓜群眾，只能欣賞。當然，她對人生挑戰抱持的正面態度以及積極作為，已經夠格稱「曾老師」。

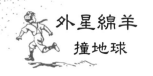

推薦序八

國立臺中科技大學商業經營系副教授
兼國際事務處副國際長　許世芸教授

　　在亞洲大學服務的十六年中，不管是在我教授課程的班級，或是自己當導師的班級，幾乎每年都會遇到一兩位特殊生。特殊生的狀況非常多元，症狀輕微的特殊生平時的行為舉止與常人無異，而且成績和表現都很優秀，但是發作起來會突然暈倒嚇壞大家；而症狀嚴重的特殊生即使有按時服用藥物，仍會常常無法克制地做出怪異的舉動或製造各種聲響，甚至三不五時的自殘，造成血流滿地的恐怖景象。校內教職員們早就習以為常，也都養成一種默契，對於特殊生都會特別關心留意，並且包容體諒，希望他們都能夠準時順利畢業。

　　還記得最初遇到承暘是擔任大一行銷學課程教師的時候，開學前系主任就已經打過招呼，要麻煩我多費心照顧班上的特殊生。第一周上課做完課程介

紹，馬上就有一位熱心的女同學站起來幫大家進行分組及訂購課本，下課後她留下來自我介紹並告訴我承暘的狀況，我才知道她是承暘的媽媽——曾陵珍女士。曾女士當時對我說：「老師，您有甚麼事情都可以交代我，承暘我會照顧好，不會給您找麻煩的，您也不用對他特別照顧，一視同仁就可以了！」曾女士做到了，她每節課都坐在承暘旁邊認真聽課、勤做筆記，回家後還幫承暘複習課業，甚至主動為班上同學和老師服務。雖然承暘上台報告時因為非常緊張、口齒不清，表現得差強人意，但他的考試成績都還滿不錯的。那個學期多虧了有曾女士，讓擔任授課老師的我，就像多了一位全方位的超級助教一樣，著實輕鬆了不少。

後來再次見到承暘是受到系上羅鳳恩老師的邀請，擔任他的碩士論文提案審查委員。當時我很驚訝承暘竟然會繼續攻讀碩士學位，而且曾女士這麼多年過去了，還是依然陪伴在他的身邊。原本我對於承暘的口頭報告沒有抱著多大的期待，但當他一開口，我才發現我大錯特錯，承暘就像是變了一個人似的，非常有自信地說明他想要做的研究內容，不但講得頭頭

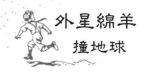

是道，而且還樂在其中。承暘的碩士論文是做與台灣公路旅遊有關的主題，他對西濱快速道路沿途的各個生態旅遊景點，熟悉得就像是住在裡面一樣。這才是一個研究生對自己的研究主題應該有的態度與熱忱啊！

曾經我愚蠢地以為曾女士只是位全職的家庭主婦，因此才可以有那麼多時間每天都陪著承暘來學校上課。我甚至還問過她為何不自己也順便讀一個學位，但她表示自己不需要，一切都是為了孩子。後來，我才知道原來曾女士自己有在經營安親班，而且還擔任台中市自閉症教育協進會常務監事、中華民國自閉症總會監事等職務，甚至經常被邀請到很多學校演講，積極投入自閉症患者關懷行列。這些年來，偶爾看到曾女士在臉書上的日常分享，才知道她在學校以外對孩子的辛苦付出有多少，真的讓人感動母愛的偉大。而她的全心付出，也真的收到了回報，承暘的自閉症已從中度降低為輕度，而且他碩士畢業後還順利找到了一份穩定的正職工作，每天可以自己一個人出門上下班完成工作。

在我和其他多位見證者的建議與鼓勵之下，曾

女士終於集結了她這些年來爲孩子付出的點點滴滴，就是想要分享她的心路歷程，給家中有自閉症孩子的家庭做爲參考，希望能夠給予有相同處境的家長一些努力的目標，以及繼續向前的動力，也希望能夠幫助這些孩子未來能在社會上立足。這是一本眞眞實實的經驗談，本人誠摯地推薦給大家，相信在細細閱讀之後，必能有所收穫。

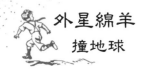

自序
只有願不願意做，沒有站著等待成果的捷徑

　　出書歸功於惠中寺鄭隆斌醫師的一場演講。喚醒沉睡的心靈，做點事，做對的事。不要渾渾噩噩醉生夢死的度日。

　　關於自閉症候群，媒體報導各自獨立表述，這些都只是冰山一角，自閉症族群千萬種，而且每一個獨一無二鶴立雞群，令人難以忽視的存在。但是家有一寶，必定雞飛狗跳，難以想像的混亂。很多父母從驚愕到清醒，都有一段艱苦無奈的掙扎。那種錐心刺骨的痛，沒經歷過的絕對難以想像。放棄嗎？但又不能如此瀟灑。教育他，讓外星人融入地球村的日常。既然無法放棄，那就咬牙前進，負重前行，雖然艱苦煩憂，但是必須承受。一邊教育一邊修正，找資料看看類似這樣的自閉症孩子，如何成長？變成我多年來的課程。

　　大部分家長，對中重度孩子的認知，是學會自

理能力。只希望生活能自理即可。至於讀書識字，了解學校教育，這部分就交給特教老師。家長們認為自己能力不夠強大，無法勝任教育孩子的重任，還是交給專業的特教老師。殊不知自己的角色是多麼重要。畢竟與孩子在一起最久的，就是家長。隨時隨地都是教養時刻，生活的種種，都是教育的良方。只有願不願意做，沒有站著等待成果的捷徑。路雖漫長，但是，兩旁的風景很美好，只要有心，困難重重也會也能突破難關。

　　教育是翻轉孩子的人生關鍵。唯有讀書識字，能夠閱讀，能懂地球村的種種，入境隨俗融入生活中的日常，才能有不一樣的人生。

目錄

第一章
星王子，大隻雞慢啼，原來是自閉

突破二度不孕

　　兩位公主誕生後，一直計畫再生 2 個孩子。誰知道註生娘娘可能太忙碌了，忘記我們的願望。期間我們也一直在看醫師，醫生說是二度不孕。看了三五年的不孕，實在有點煩躁，聽說命裡有時終須有，命裡無時莫強求，就想放棄算了。10 年後，我們已經放棄了這個計畫，誰料到他卻忽然來報到。當我發現該來的沒來時，買了驗孕棒，出現 2 條線，瞬間欣喜若狂。立刻給爸爸電話，告知這驚天之喜。老公還以為是玩笑，因為平常我們沒少開開玩笑，無傷大雅的（七片）一下。所以這次，老公也認為是放羊的孩子太閒了。

　　知道得來不易的寶寶，在愛孩子的老公照顧下，我成了皇后娘娘。茶來伸手飯來張口，隨時隨地

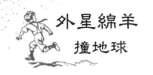

呼風喚雨，想吃什麼開口即可。家事幾乎都是爸爸包辦，我負責吃吃喝喝，保持心情愉快，看書散步任我遨遊，乖乖的養胎，就是最好的回報。從此開始了孕期最高的待遇。懷孕六個月左右，當時正風靡日劇《阿信》。

所有的人，著迷到有些瘋狂。我當然也是其中之一。跟著劇情發展，高潮迭起悲歡離合，虐心之處不禁淚流滿面。心情隨著劇高低起伏，跌宕心情令我幾乎想放棄別看。可是頭髮已經濕了，欲罷不能還是繼續面對高低落差的心情。現在想想，自閉症是否與此有關？那短短一個月的連續劇，影響如此深遠嗎？

自知是高齡產婦（接近四十歲）。我們事事小心謹慎，該產檢該健檢，需要補充的養胎補品，一一買全。而且遵照醫師吩咐，老公會盯著我吃。有點貧血，除了醫師開的鐵劑。也吃新寶納多。水果更是沒缺乏，蘋果、芭樂、水梨、百香果，還有奇異果、香蕉，大概市面上販售的水果，一應俱全。

老三兒子來報到

一九九四年八月道格颱風正侵襲台灣，外面風

大雨大，距離預產期還有 20 多天，但是體重增加超標，胎兒也不小，醫師建議我們現在就住院準備生產，怕再過二十多天胎兒會過大，必須開刀。我們沒有多想與選擇，依照醫師囑咐。醫師表示催生針打後一二小時，大概就可以順利出生，沒料到等待一夜，陣痛才開始，但是子宮頸開得太小，直到隔天中午，我們家的王子，才珊珊來遲。

　　生產過程算是順利，只是等待時間太久，生產完畢，縫合時醫師要護士打一針，讓我好好休息。醫護人員認為閉著眼睛的我已經進入夢鄉，（他們沒想到，我因為太激動、亢奮、根本沒有睡意）。就肆無忌憚的聊起八卦傳聞。醫生說：你們知道嗎？李 XX 一天賺多少錢嗎？日進斗金可形容。李醫師是不孕症的領航名醫，這種說法人人相信。產房裡因為這些八卦，顯得歡樂異常。在外等待的家屬，聽到孩子平安落地，雖然外頭狂風暴雨的吹襲，但是全家還是興高采烈的迎接新生兒的到來。因為這個老三已經遲到十一年。

　　愛孩子的我們，原本計劃生四個，哪裡料想到人生無法按照計劃前進，太多的變化隨時加入生命中

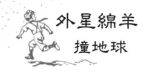
的行列，打亂原先規劃好的人生旅程。

　　抱在懷裡的寶貝，不知道為什麼眼睛充滿眼屎？也許懷孕期間吃了太多火氣大的食物。老三報到，雖然育兒有經驗，還是不免忙亂了一陣子。還好我們很快適應。來探望的親朋好友，實在太多，可能是因為相隔太久，大家都覺得勇氣可嘉，格外高興。

　　之前曾經與好友閒聊，她聽說我想再生一個，覺得是不可能的任務。兩個女兒都上國中了，怎麼可能再自討苦吃。開玩笑的告訴我，如果我再生第三胎，她要幫我做月子。懷孕初期，我請她準備開始養小雞了，她沒料到閒聊竟然會實現，完全聽不懂？

　　嬰兒時期的兒子，是家中的開心果，不哭不鬧，見人就笑，可愛的模樣讓家裡充滿歡樂聲，兩位已上國中的姐姐稱呼他是芭比新出品的男模特。

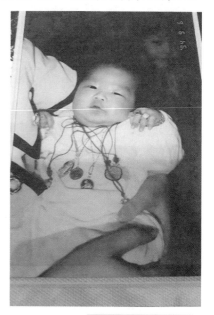

星王子滿月了

課後放假閒暇之餘，逗弄 baby 為樂。

星王子成長錄

　　我的工作很彈性，又是自己經營的安親班，大部分忙碌的時間是下午三點以後，從嬰兒時期開始，上班時間兒子就在旁邊睡覺或玩耍，他的發展比起兩個姐姐，稍為慢些。以一般諺語來看，七坐八爬（台語七個月會坐，八個月會爬），兒子都沒有按照步驟成長，而且慢了很多。但是，他開心的笑容常掛臉上，與他互動說話時，會格格笑個不停，眼睛也會注視著擁抱者。只是到學說話年齡，又有些遲到，而且遲到太久了。自己帶過的幼兒不算多，但至少也有百來個，所以兒子的成長進度，我們知道慢了許多。幼兒時期不太會說話，一直到三歲了，除了會叫爸爸、媽媽之外，幾乎未曾開口說話，總是一個人安安靜靜的排列汽車，一輛一輛擺在桌上或地上，單單汽車他就可以專注老半天。每天週而復始，一樣的排列組合，同樣的玩法，昨天今天千篇一律一成不變。除了不說話外，我們也發現兒子喜歡會轉動的玩具或物品。迴力車一直往前走，一直轉動輪子。一個轉盤也

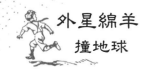

可以吸引住他，轉啊轉啊，不停的轉……他專注的盯著。

玩具火車加入行列後，火車要一直跑不能停，也許喀啦喀啦的前進聲音讓他覺得安心。有時看他在拼圖，不玩火車了，為省電也想清靜一下，我就把火車關掉，讓它休息，想不到他立刻再打開電源，火車非跑不可。

剛開始以為男生愛車子很稀鬆平常，但是後來發現他愛的方式很奇特，只轉動輪子，只要輪子動就可以。玩積木則是將積木排列成一直線長條，而不是堆疊或組合。這時還不會開口牙牙學語，一般而言，兩三歲的幼兒都會牙牙學語，大人說什麼學什麼？鸚鵡學舌人云亦云。電話響了，應該很愛搶接電話。但是他完全無動於衷，充耳不聞。好像沒聽見電話響。陪他看繪本，他只是聽不會發問，一般孩子愛問為什麼？兒子不曾問過為什麼？你說他聽，有沒有聽進去？（完全無法得知）我們能教的，幾乎渾身解數用盡各種方法，可惜事與願違，只能安慰自己可能方法不適合，繼續努力不懈。

說故事是每日必要的功課，配合嗜好，陪著玩

車子，一輛一輛數慢慢數，顏色一種一種教，紅橙黃綠藍靛紫，一樣一樣慢慢解說，並且要求他跟著說黃色、綠色、紅色、紫色……他開口跟著說了，但是眼睛不知道飄到哪裡去了？……完全是小和尚念經，有口沒有心。這小子只是聽聽，不要求他，不會跟著仿說，你說什麼他彷彿沒聽見。我們沒懷疑聽力問題，因為只要聲音稍為大一點，總是把他嚇一大跳。全家一起看電視時，突然的爆笑聲常常把他嚇了一大跳！

　　1996 年末，我們趕在 1997 前去香港旅遊。一家五口興高采烈的跟好友全家，在旅行社安排之下，踏上香港之旅。剛進飯店，習慣性的拉開簾幕看看窗外，也許太用力了，唰的一大聲，把兒子嚇得大哭，我們忘記有個聽覺靈敏的王子。那一晚他時睡時醒，為了哄他，我也沒睡好覺。第二天，

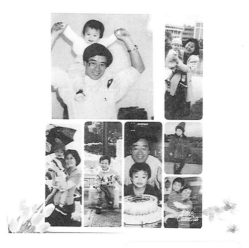

快樂的幼年期

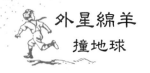

坐上遊覽車，抱著剛沉睡的他，好不容易安穩的睡著了，景點到了，怕吵醒孩子，我只好留在車上，完全沒下車。那一天的行程只能聽聽家人口沫橫飛的形容。香港之行，於我而言，實在不是很美好。老公雖然與我輪流抱，但是他還是比較黏媽媽。不過道地的港式飲茶，留香口齒間的滋味，還是難以忘懷。

兩三歲時回韓國探親。可愛無敵的模樣，征服了不少親朋好友。親友團給予一疊又一疊的紅包，羨煞沒有兒子的其他成員。傳統的觀念裡，還是左右著許多人的想法，尤其是長輩。兒子女兒都有才完美。公公婆婆看見晹晹，似乎有種放下重擔的感覺，好像老公總算後繼有人，沒有遺憾了。

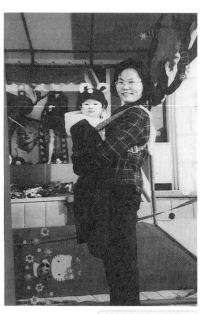

返韓國探親

從小開始一直很愛拼圖，每次看他專注在拼圖，小火車繞圈行走規律的聲音，聽久了我

們覺得擾人。伸手關掉，但是兒子立刻再打開，他沒
哭鬧，只用行動告訴你，火車須要一直往前走。此時
如果窗外正在下雨，微微的細雨聲，很快傳入他的耳
朵。三歲的他聲音敏銳度很高，這個時侯他會放下拼
圖，不管火車、玩具，直奔到窗台前，焦慮的望著陰
陰的天空，看一看走一走，再看一看，來來回回踱著
步，又仰望天空，無助的埋怨天空，苦著臉含著淚
光。摟抱著他，還沒兩分鐘，他又掙脫跑去窗台前看
看，雨還再下嗎？想來他心理一定難過極了！一點點
小雨滴，大多數小孩子們都沒感覺存在，可是，這位
特別人士卻如此在意，因此而坐立難安。本來很愉快
的心情，自得其樂玩耍的情境，瞬間遭到無情的破
壞，開心不見了，不知道消失在何處？無處覓蹤跡。

　　如果這場雨是狂風爆雨加雷聲隆隆，星王子就
驚嚇破表，嚎啕大哭，哭聲震天。若是碰巧是睡眠時
間，雨聲可以喚醒睡夢中的星王子，雷大雨大的夜晚
是我們無法成眠的漫漫長夜。

　　平常日子，就很難入睡的他，睡前總要一次一
次的走路運動，或者騎腳踏車，需要一小時以上，電
力才會耗盡，陪伴的大人常常已經精疲力倦，但是這

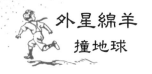

位王子，卻還目光炯炯精神飽滿毫無睡意，躺在床上翻來翻去，無法入眠，最後父母輪流睡，一個人留守陪伴。

初診為遲緩兒

　　兩歲多到醫院檢測，醫生的說法是發展遲緩。小兒科醫生則認為我們太少陪孩子說話。天知道這多冤枉，我們花多少時間陪伴老天爺知道的。星王子挑了適當時辰報到，兩個姐姐已經長大，不太需要媽媽亦步亦趨的陪伴，所以有許多時間是專屬於他的，而且家裡有一堆同學陪伴（安親班）他可以模仿的對象，其實是他人的十倍以上。很可惜這些影響，作用似乎不大。照理而言這樣的環境，他的語言及各方面發展，應該比一般幼兒更好才對，可惜情況並非如此，也許如果沒有這種環境，情況可能更糟糕。

　　0 到 9 這十個的阿拉伯數字，多麼平凡容易學會的數字，大部分人很快就學會。但是萬萬沒想到，在兒子中班時，我花了足足半年時間，才讓這位星王子認得數字。教育的方式很生活化，散步時，路邊的停車，每輛車都有數字，一輛一輛的看。搭電梯時，數

字也在前方,讓他親手按樓層。玩具車排滿桌,一部一部數數看認認看,撲克牌的點數,也是極好認識的,但是兒子卻需要一次一次的提醒,一次一次的教,不會就是不會。想到姊姊兩歲時,也是散步時教認數字,僅僅花了五分鐘,全部認清數字。兩相對照之下,天壤之別的學習效果,讓我挫折極深,對於未來極度茫然,不知道將何去何從?

三歲時重新回到醫院檢測,好多必要的檢查項目,一關一關過。輪到聽力檢查,兒子看到聽力檢查的內部陳設,非常恐懼,左哄右拐就是不願意踏入。稍稍勉強靠近一點,就嚎啕大哭。我們了解膽小如鼠的他,聽力沒障礙,因為稍微大聲就嚇著。所以不願孩子受驚嚇。結果護士大為光火,很不客氣又頗不以為然,罵我們太寵孩子。老公回應護士:「如果是你的孩子,因為做這項檢查,回去十天半個月都睡不著,你還會堅持非做不可嗎?」護士倖倖然離開。

此時,幾乎需要日日提醒自己,不要與他人比較,放慢腳步緩緩前進,慢慢走總會達到頂端。想起一場醫師的演講名言:「再大再硬的石頭,在水勢溫柔的推移下,時日一久,石頭必會出現凹洞。」這句

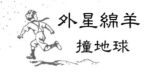

話深深打動了我，也因此勉強打起精神，鼓勵自己當作人生功課，必修學分必須切切實實好好的修，只要功夫深，鐵杵磨成繡花針。努力努力，不信東風喚不回。

在家自學，媽媽親自教

　　為了了解學習的進度，開始做計畫與筆記。記錄日常生活中，他的種種狀況，好的壞的全記錄，希望從中抽絲剝繭，找到一個專屬方法，因材施教，打開他的心門，讓陽光灑進來。

　　一般的學習方式不適合他，各種方法總是需要一試再試，有點小小的收穫，才會繼續使用。擔心落後太多，成為被霸凌的目標，不敢讓他在上學適齡時，進入小學上課（辦緩讀一年）。大多數孩子都會的常識與日常生活種種，他似懂非懂，而且口語表達幾乎是零。也無法與人互動，每天在家學習，從繪本、詩詞、童話故事開始，一邊教一邊觀察，什麼樣的方式最有成效？三歲的他有時願意跟著讀，有時也不願意開金口。其他孩子喜歡的糖果餅乾他都不愛，只愛吃「一心豆乾」。但是也不貪吃，通常只吃一兩

片。

　進度當然無法預期。聽說醫院有附設的早療課程，我們也去湊一腳。但是，從外看去，七八個孩子，一個老師。兒子顯然聽不懂老師的指令（或者充耳不聞），學習效果當然不好。加上來來回回的接送，浪費不少時間。

　評估之後，下定決心自己在家教，省去奔波的折騰。找了不少書籍，看看其他自閉症孩子如何成長？

　書局裡相關性的書，能買就買，想找出一個與兒子類似的狀況，誰知道這跟大海撈針一樣，難上加難。而且有特殊孩子的家長，大都只想教會生活自理，很少覺得讀書重要。還有家長認為，孩子學習的慢，已經很可憐，何苦再為難自己，也為難孩子，不會讀書又不會怎樣？但是，我不想這麼快放棄，雖然很難教，收穫僅僅一點點，但是滴水穿石，相信皇天不負苦心人。

　當然，凡夫俗子如我，也跟大夥兒一樣。曾經失落低潮了好些時日，漫無目的渾渾噩噩如行屍走肉般，生不如死的滋味，佈滿在日常生活裡，一天一天

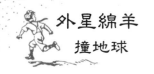

又一天，食之無味又不忍棄之，人生價值一點一點的喪失，從前樂觀的心態，也被摧殘殆盡。身邊的親朋好友，都會安慰一句經典名言，「大隻雞慢啼」，針不是扎在自己身上，哪能真正的了解箇中滋味。直到某一天，看到前世今生的書，總算喚醒自己面對現實的心，如夢方醒，覺悟到今生功課沒修好，下輩子必會加重學分。既然已經是事實，逃避不是最好的方式，想通了，願意接受挑戰自我。

課本外的學習

三歲了，應該會喜歡溜滑梯。我們到公園玩耍，順便走路東看西看。一陣風不請自來，輕輕吹過，他立刻變臉，吵著要回家，一刻也無法忍受。已經淚眼汪汪，再不走就要嚎啕大哭了。

只好利用晚上時間，帶他到百貨公司溜滑梯。剛開始非常害怕，哄著哄著，慢慢地溜下來，一次又一次的練習，總算學會溜滑梯。但是，如果間隔兩三天沒來，他會忘記曾經會溜滑梯，又得重新開始哄。為了常來的停車問題，還辦了一張百貨公司的聯名信用卡，平日可以免費停車一小時。

　　有一次與孩子約好要去高美濕地抓螃蟹。興高采烈的到達目的地，剛下車，一陣風吹過，他立刻上車，說什麼都不願意下車。同行的友伴很錯愕，向他信心喊話「風不見了」，一起看螃蟹吧！他無動於衷不肯就是不肯。只好兵分兩路，爸爸帶兩個孩子去抓螃蟹，我在車上陪他。

　　辦理緩讀後，我認真的把一年級課程內容準備就緒。希望在這個空檔好好的教會，一年級應該會的學科，與各項應對。從書局買了各科測驗，是為了了解孩子學會幾成？哪裡是最弱的，強與弱如何完美搭配，用強項鼓舞人心。他需要被讚美，我需要被鼓舞。

　　希望在緩讀的一年中，把該跟上的全部跟上。但是談何容易？進度完全不在控制內，計畫永遠趕不上變化。六歲的他，分不清家庭成員。就讀台大的姐姐回家，一進門他會熱烈的歡迎，再開心的介紹家裡的成員。拉著姐姐的手，介紹這是我的姑姑。也會跟姑姑介紹這是我爸爸。姑姑每天來上班，天天碰面的人，星王子都當作初次見面的人。每次聽他介紹，心情總是五味雜陳，不知道該哭還是該笑？但是難得他

如此熱情，願意接受很久沒有見面的人，而且還興致
高昂。

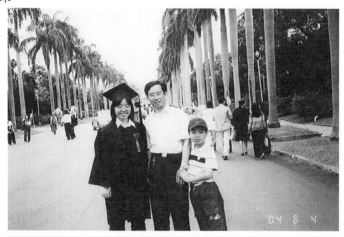

姊弟差很大，大學畢業的大姊 VS 六歲的弟弟

兩天後姐姐要回台北上課了。跟他說，你跟姐
姐說再見！他說：你跟姐姐說再見！

完全複製一字不漏，再說一次，只要說姐姐再
見，他還是說：只要說姐姐再見！

他願意開口說話，我就覺得很萬幸，至少開始
學說話。但是這種情況不多，大都時候，他總是安安
靜靜的在一旁，自顧自的玩或拼圖。怕錯過學習的黃
金階段，我還特別錄音給他聽，心想耳朵沒有門，遊
戲時或睡前一直放錄音帶，睡眠時間就換古典音樂。

同時也加入多啦A夢、唐詩、童話故事、名人傳記等的錄音帶。沒空陪伴他說話時，錄音帶上場代替。

　　白天只需下午上班的我，一整個早上都是他的。除了教認字，數學之外，也陪伴遊戲。希望透過遊戲互動對話，學習各項生活中的種種。無奈努力不懈，孜孜不倦的教，收穫卻少得可憐，有些事物完全沒有進步痕跡。千分耕耘，一分收穫來形容不誇張。很多時候我的心是灰暗的，但是日子總要過，得過且過，快樂的過都是過。雖然自己已經接受挑戰，可是面臨問題時，還是心茫茫不知道盡頭在何處？經常困擾我輾轉難眠。

　　愛書的大姐看過《與光同行》，介紹給我，希望能夠給與一些助力。後來這套書陪伴我，走過六年的小學時光。每當我灰心喪志時，翻翻《與光同行》立刻迅速又恢復正常能量，同時也慶幸兒子沒這麼嚴重。

插大班，提前適應小學

　　為了適應小學環境，兒子插班就讀幼稚園大班下學期。因應對策與老師商量，每天九點上課，十一

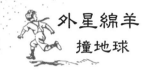

點下課,只在學校吃點心,午餐回家再吃。九點到校,因為他的睡眠品質很差,進入夢鄉的時間常常三更半夜了,第二天當然爬不起來。如果睡不好,容易造成老師的麻煩與困擾。我們總是認為自己的孩子,自己都教得唉聲嘆氣,如何能奢求老師勝任之外還有進展?來學校只是想讓他知道學校的樣貌,看看同齡的學伴,是否可以有不一樣的收穫。

並且先試試水溫,為小一先鋪路適應看看。幸好,年長的老師和藹可親,加上我們給孩子再三保證,任何時間想回家,媽媽隨傳隨到。兒子從一開始,很抗拒到慢慢接受,僅僅花一星期的時間。也許每天兩小時,壓力不大,而且保證不想待在學校時,媽媽立刻帶回家。

九點多到學校,與同學一起活動上課,十點就是點心時間,有些點心他不喜歡,老師不會勉強,給他很大的自由空間。願意聽指令與大家一起學習,當然常常不知所措,下一步要做什麼?需要老師個別指導。不過入班前,親師溝通過,老師可以調整教學方式,不必步步留意孩子的腳步,跟不上很正常,我們在家慢慢練習,請老師不必太在意。

上小一，留在普通班

2001 年（民國 90 年）滿七歲上小一。老師經過打聽與挑選，原本慕名的老師，已經有人捷足先登。這位愛心洋溢的老師，又幫我們介紹一位同樣家有自閉症孩子的老師，希望讓我們放心不必太過擔心。

兒子在半哄半拐的情況下，進入小學。事實上我們家長的擔心，比兒子有過之而無不及。想想一個不太會表達需求的孩子，在陌生的環境下，將如何度過漫長的上課時間。聽不懂又不知道怎麼跟同學一起玩。可是時勢所趨，上學是成長的必要條件，不愛去也得去試試看。

沒進入資源班，因為怕被貼標籤，而且一直未申請身心障礙手冊。這個想法其實是鴕鳥心態自欺欺人。辦不辦手冊，他都是自閉症的孩子。老師希望我們申請手冊，方便學校安置。聽說每個班級都會安排有身心障礙手冊的孩子，沒有手冊，會造成一個班級有兩個特殊學生。我們乖乖的申請了，同時也在老師的引介下，加入社團法人台中市自閉症教育協進會。

兒子在班上，可以乖乖坐在椅子上，心可能飛到九霄雲外飄盪。老師在台上口沫橫飛講課，星王子

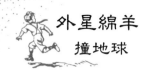

東張西望，不知所措，聽不懂老師的課程內容，也不知從何問起，只好低頭畫地圖。每一本課本的空白處，畫滿了密密麻麻的蜘蛛網式的地圖。這個地圖只有他懂。還好老師了解他，包容他神遊太虛幻境，他也不哭鬧乖巧的在位子上，不會四處走動，影響上課。

下課時間，他站在走廊上觀看同學玩耍，不知道要如何跟同學一起遊戲。老師分配給他的小天使，會招呼兒子一起來玩，可惜規則不懂的他，會被其他同學排擠，認為他不會玩，會拖垮隊伍的成績。最後他總是獨自一個人徘徊在校園內，或者小天使單獨陪伴他，很多時候，常常在校園中踽踽獨行。站在一旁偷看的我，心裡真是百味雜陳，無奈無奈，好個淒涼的校園啊！這麼多人，但是卻沒有一個真正《與光同行》的朋友。不過，星兒好像還能自得其樂，沉浸在自我的世界中。

當然，這些狀況只在風和日麗的時候。如果早上太陽偷懶沒露臉，或者陰雨綿綿，星王子連在家都苦著臉，滿是焦慮不安……連帶著我們的笑容也消失無蹤。此時，無聲勝有聲，擁抱安慰都沒有效果，他

沮喪的心情要看老天爺，天氣晴朗他的心情就晴了。所以上學常常三天打魚，兩天曬網。不敢送去學校，主要原因是怕影響同學上課，老師也無法專心上課。而家長的心一樣七上八下，不如在家，起碼知道狀況如何？適時的安撫他。他哭泣焦慮，束手無策的我們心也是淌著血。

睡眠品質極差影響準時上學的時間。小一時上課幾乎與幼稚園不相上下，怕強制起床上學，卻在學校哭泣，那麼上學的意義就消失了。考量因素還有怕老師同學，對他更另眼相看。其實，不管怎樣做？他都已經是班上人人認識的特殊生。班導告訴全班的同學，他比大家都小（心智的確小），比較不懂事，希望大家多多包容他幫助他。

用耐心開啟多方位學習

學校的功課以及課程，我會在家陪讀。一題一題的教並且練習，透過一對一的教學，讓他跟上同學的進度。期中考與期末考都與同學一起考試，一樣的試卷試題，計分方式也一樣。我們想知道他可能開發的潛能，可以到達何處？經過每天不斷的練習，加上

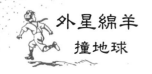

低年級的課並不艱難，他的成績也在八九十之間，算是差強人意。

　　功課可以一而再再而三的演練，但是口語的表達，以及待人接物卻很難教導。肢體動作更是難如上青天。小一的體育課就是跳繩，我左教右教，一次又一次再一次，反反覆覆，一星期下來，豎起白旗，放棄了。至於綁鞋帶，到現在還是綁不好。有些事情，家長只能看開一點，也不必要求事事如人意，總是有優點缺點。我重視內涵，不能學富五車，至少有基本的國文程度，未來獨處時，才能與書為友，做一位言之有物有內涵的人。

　　低年級很努力不懈的學習，晚上七點至十點，是我們溫故知新的時間。除了學校的功課，還有閱讀課外讀物。數學理解力不足，碰上應用問題，需要再三反覆練習，也要說明題目的含意，是加是減，慢慢的了解。測驗卷一回一回的寫，很多時候，他寫的速度奇快無比。不管懂不懂？他都下筆神速，評量內容如果題目稍微變動，他也會先寫上再說。對或錯就看運氣了。計算加減時，數字 10 以內，教他用手指來算。哪裡曉得星王子，手指頭不知道怎麼彎？我扳著

手指，一個一個教他怎麼彎，經過十多次一再練習，終於會彎手指頭。但是到了一年級下學期，進入借位進位，又是一個大工程，費時費力又勞心，當然還是可以學會。但是媽媽的耐心常常瀕臨崩潰邊緣，總是在低谷徘徊。為了手指靈巧，還特別報名山葉鋼琴班。希望透過學琴的手指運動，讓腦力激盪，手指靈活度提高。

假日時間，我們總是帶他出門，看山看水，東看看西看看，認識的植物動物，盡量說明，希望大自然教室，給他不一樣的學習思維。常常南征北討的我們，一出門在外，彷彿是脫韁野馬，每次都是跑兩三百公里。在外星人的腦袋裡，真的不同於地球人。大姐在台大讀書，可能北漂時間長，他的成長過程大姊一直缺席。每次回來，星王子就介紹姑姑給她認識，姐姐說你的姑姑就是我的姑姑，我比你早認識，你不必多此一舉。只是言者諄諄，聽者藐藐，也不知道要說明多少次，他才會懂。總之，盡力而為，多多加油。

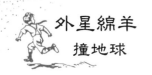

第二章
積少成多，進步慢慢呈現

好奇星王子的前世今生

在大自然教室，認識的植物、動物都告訴他。希望透過實體的樣貌，讓他更加深印象，進而影響自然學科的成績。

下午時間他會先寫學校功課，字寫得很工整，像刻字一般，所以寫得非常慢。寫家裡準備的測驗評量也是如此。

在學校的情形，除了自己的觀察，很多資訊都是同學轉述。我會多聽幾個同學的說法，小天使通常說的比較正面，而其他同學說的，幾乎都是告狀。說他沒禮貌，跟他打招呼都不會回應。有時天氣預報失準，在校時間突然天昏地暗，下起滂沱大雨，我在十分鐘內，趕到學校。從川廊上遠遠的就聽到他的哭聲，聲震校園。

陪伴出遊的學伴

那聲聲嘶吼無助的哭聲，聽得我好心酸。老師的安慰，無法止住他的驚恐，也只能讓他繼續嚎啕大哭。淒淒慘慘淒淒，萬般無奈，他的哭泣聲聲入耳，我也想這麼大聲的哭喊。

在家裡，他的焦慮不安感稍微好點。默默無聲

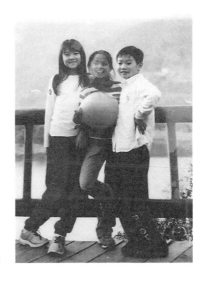

的掉眼淚，仰望陽台上的天空，無語問蒼天。這種愁雲慘霧的日子，當然無法讀書，也無法做任何事。只能陪著看看繪本，或者說故事來緩解他的焦慮。不管怎樣做都非常艱難，他的焦慮不安一直存在，我們束手無策，六神無主，感覺天旋地轉，自己也瀕臨崩潰邊緣。這種天氣，令他茶不思飯不想，晚上睡覺翻來覆去無法成眠。他會兩手摀著耳朵，（耳機他拒絕戴著），流著淚繼續沒完沒了的哭泣。為此，我曾經無助得尋求算命的說法，也曾帶著他的衣服去收驚，結果連駁七次的交盃，收驚的婦人還要我幫忙叫他的名

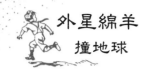

字，說他的三魂六魄都不在。難道這外星王子，來地球報到太匆忙，忘卻魂魄留在原處？這個天機，收驚的婦人卻能知道，實在非常不可思議。

同時間，為了尋求幫助，也買了好多本前世今生的書本。想要找一個安慰自己的說法，並打開兒子因果的黑盒子，讓處在水深火熱的心好過一點。問事、算命、都嘗試過。而且不只一次。那段日子真是無法形容的黑暗與無奈，不堪回首的前塵往事。現在回想起來，仍舊心有親戚戚焉！家裡有個自閉兒，不是一個人的事，特殊情況，已經影響了整個家庭。無人可傾訴……，無解無題讓人頭痛欲裂，卻找不出解惑的門道。這個難題真的如大海撈針，無解無從下手，又不能丟在一旁不管不顧。

看山看水，對地理情有獨鍾

怕風怕雨的特質，為人父母的只能在摸索中慢慢了解。自閉症的書籍中，幾乎沒有跟他一樣的案例。所以每到放假日，我們這一家盡量帶他出門，看山看水看風景，也看人來人往的遊客。換換心情說說八卦，與其說是他需要，不如說為人父母更加迫切需

要，四處走走，換換心情，怡情養性也疏通筋骨，名
山勝景處處可見我們的蹤跡。長年累月下來，島內稍
富盛名的景點，我們幾乎都曾經走過。有時候親朋好
友聚會，大家天馬行空的聊天，若有人無意間說到哪
個地方，風景優美值得一遊，他立刻銘記在心，下次
出門就指定這個地點。連課本裡提到的人物家鄉，他
也不會錯失良機。記憶深刻的是鍾理和紀念館，我們
為此從台中一路奔馳到美濃，到達目的地時已經傍晚
時分，毫無人跡，四處瀰漫著鄉間的寧靜。昏暗不明
的館內，簡單的擺設，有種說不出來的滄桑，不知道
星王子感想如何？

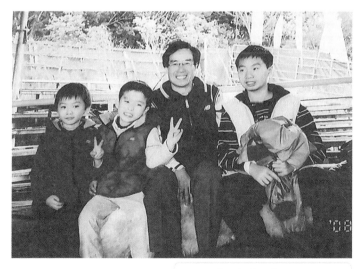

小六歲的表弟陪同出遊

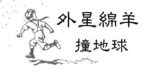

　　來過他就滿足，好像拜訪過故友，不會再嘀咕、囉嗦。社會課本的歷史景物，更多需要走走看看。長濱文化在台東，圓山文化在台北，十三行博物館在八里，荷蘭人登陸大員（安平），建立熱蘭遮城（安平古堡），淡水紅毛城，鄭氏時期的據點在台南，全台首學（台南孔廟），林林總總，總之就是滿足他所想所見所聞。東奔西跑好多年後，在他上小學五年級時，突然發現他記憶力超極驚人。尤其是各式各樣的道路，如數家珍般的分辨，國道、省道、縣道，都有不同的符號。對從來不曾仔細研究道路標誌的我們，因為他的著迷實實在在的上了一課，搞清楚每個標誌的含義。至於他怎麼知道的？這是一個大哉問？我無從得知，他也不會形容他怎麼知道的。只能推測，常常窩在書局的關係，每次到書店，都在同一地點同一書櫃下看書，看的永遠是最新版的地圖，就像他畫畫一樣，密密麻麻的道路。每半個月左右，我都會陪伴他在SOGO紀伊國，呆上一兩個小時，他看他的地圖，我看我的小說。偶爾我也會離開，到樓下女裝區走走逛逛，約定好的，他會一直在原地等候，不會擅自離開。

　　一直到誠品來到台中，左哄右拐的讓他換地方看書，試了好多次，他才漸漸接受。誠品書店對待讀者誠意十足，有椅子可以坐著看書，真是愜意舒適。比起家裡有過之而無不及，滿滿的新書，任君選擇。浸淫在書海裡真是無比美好，暫且偷得浮生半日閒，安靜享受難得的悠哉。我和兒子短暫的溫馨時光，各據一方各守各的關愛書籍，捧著書慢慢閱讀，這一刻無庸置疑，幸福指數爆表！精采小說宛如救世主，將我脫離紅塵喧囂的苦海，雖然僅僅只是一個暫時，我的心還是被安慰到了。

媽媽自編教材，進步看得到

　　家有星王子，日子大概都會雞飛狗跳甚至崩潰。許多日子裡，我也常常要給自己加油打氣。幸好，好奇心重又愛閱讀，能著迷某個物品（kitty貓），或沉迷歷史小說，都可以讓我心裡的哀怨鬱悶得到一點紓解。《與光同行》一直陪伴我好多年，兒子跟書中的主角不太相同，但是也有諸多相似之處。此書讓我知道，重度自閉症孩子有多難教。真的是湖南到河南，難上加難。兒子雖然難教，但是只要持之

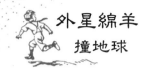

以恆，多練習幾次，還是可以教會。

　　上小一前利用緩讀的時間，到書局把小一的課本自修書買齊全，每天不間斷的教一年級的課程。國語、數學、生活……教認識國字，注音。國字先教，從筆畫簡單的下手，例如：「大、中、小、你、我、他、上、下、日、月、人、心、天……」再配合簡單的疊字成語，比如：「上上下下、日日月月、大大小小、天天開心、馬馬虎虎、多多少少，多多益善，好人好事、吃吃喝喝、千千萬萬、是是非非、花花草草、紅紅火火、三三兩兩、日日夜夜、花好月圓、人人為我、風吹雨打、月白風清、生生不息、人小鬼大、三心二意、天下為公……」足足編了一百多個成語，一邊教國字，一邊解說成語的意思。只要新學的字，曾經學過，我都會配上成語加深印象。例如：「青天白日。山高水長，馬到成功，花開花謝，七上八下，七零八落……」數學當然無法免除，而且還必需多用心，分段式少量的，一次一點點，重複教學一直到學會，然後才加入新單元。

　　造詞、造句則需要練習。先讓他說說看，造的不順，則以孩子的口吻，造詞造句給他背下來。國語

測驗的造句，不外乎就那麼幾個造句，能記住再寫出來，就是自己的。就像背詩詞考默寫一樣，只要背下來。背多了，語詞增加，他自己偶爾也會有佳句出現。從這裡也可以了解他懂了多少？

　　作文也是需要練習再練習。先讓孩子用說的，例如：我的家。可以讓他說說看，家在他的心中，家是什麼定義？

　　家中成員，在星王子眼中是什麼樣貌？再讓他提筆寫出來，怎麼想怎麼寫？能寫多少就多少。我會修正加一點文采，再讓兒子重新整理寫出來。他的作文在學校自己寫的，有時也寫得不錯。老師說，只要要求的字數，他都會寫遵行，不會像其他同學，兩三字就寫完作文。可見練習是有效果的。閱讀課外讀物，是增強作文最好的途徑。除了增加視野，也改善作文能力，最重要是改變想法，翻轉人生，閱讀是不可抹滅的重要關鍵。

　　生活是未來高年級的社會科目。所以實務經驗很需要。反正出門在外，雞婆一點多解說一點，慢慢的累積下來，積少成多，進步慢慢的呈現，一步一步到位，可喜可賀，天下難事多，有心人就可以突破層

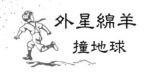

層障礙，走向人生大道。

　　背九九乘法時，是每天讓他念三次，甚至四次五次。一個月下來就滾瓜爛熟。然後出題考試。

　　$2×3=?$

　　$4×7=?$

　　$5×5=?$

　　$6×2=?$

　　$7×3=?$

　　$9×8=?$

　　$5×4=?$

　　$2×8=?$

　　每天練習 20 題，直到 $3×9=27$ 能立刻寫出來，才算大功告成。

　　三年級面臨除法，才剛學會乘法，馬上就要適應相反方向的除法，頭痛之餘也只能苦撐。經過好多日子，足足陪算了五百題，他總算學會除法。呵呵呵呵呵呵，真是經典考驗。皇天不負苦心人，終於學會，早會晚會總算學會啦！容易嗎？望月興嘆啊！但是不管如何，進步很多是無庸置疑的。

第三章
各科迎頭趕上，社會獨占鰲頭

班級、老師常變動，也是麻煩

　　學校每兩年，低年級、中年級、高年級都會換班級，美其名讓孩子多認識一些同學，拆開的班級同時也讓老師容易帶領。但是從此以後，同窗六年的可能性就消失無蹤。不知道是誰發明這種混合方式，許多可能都因此變調，是好是壞？沒人調查。但是孩子對同學的印象並不深刻，這倒是無庸置疑。難怪現代人，越來越疏離薄情，青梅竹馬成了絕響。人情似紙張張薄，世事如棋局局新。兩年才剛熟悉，立馬又要各奔東西，沒有日久生情，哪來天長地久的情誼。

　　我們都在開學前預約下次的級任老師。三，四年級非常不順。說好的老師，只上半學期，臨時換任務，沒法繼續接班，換來代課老師上場，四年級又換一個老師。對於這樣的狀況，除了無可奈何，又能如

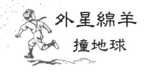

何？老天爺給的功課，不想面對也不得不接受，但是又何奈啊！三年級時，有個同學惡作劇，把他的便當盒藏起來，他氣得暴怒無比！竟然還大打出手，搞得家長怒告兒子，後來知道事情眞相，只好作罷。時光飛逝，好與不好？日子仍舊向前走，在動盪不安中，三四年級總算有驚無險平安渡過。

五年級，中樂透，遇到「名師」

升五年級前，我們依舊按照前例，找好老師準備升高年級。誰知道又被考驗了。暑假期間老師出國旅遊，學校臨時召開會議，又在此時順便將特殊生安排好班級，兒子被校長點名，分給一位大名鼎鼎的人氣名師，並告訴老師，說此學生的媽媽十分配合，是最佳人選。而每班都要有特殊生，能完美配合，許多老師求之不得！

可是，等到我們知道消息，簡直是晴天霹靂，比中樂透還要令人難以置信。我一直想要避開名師，怕老師另眼相看。偏偏老天爺開了大玩笑。因爲是校長指定，校內沒有老師敢要兒子，除非轉學。但是聽說轉出去，再轉回來，依然同一班級。後來開學前，

我因事到校聽主任說明情況。剛好名師也來學校，主任還特別跟我介紹未來的級任老師。意料之外，不知道什麼原因？我們初次見面並不和諧。可能是我先入為主的認為，老師看重成績，而星王子肯定殿後的。老師大概也知道我們已經選了老師，只是人選並非眼前的名師。彼此談起話題，感覺卡卡的，有種話不投機半句多的感覺。後來發現雙方似乎都有點動氣。最後老師生氣的說：不喜歡你可以換老師。還未開學，關係就如此劍拔弩張，想當然爾，未來日子要過得如魚得水，難如上青天。

　　心事重重六神無主的回家告知家人，我們的苦日子即將來臨了，名師的態度，不太友善，準備渡過生命中的寒冬吧！所以班親會時，老師希望家長能自動加入的，我都點頭同意配合。每個星期二、五早上當讀經志工，還要當班級委員代表（需要捐款），咳咳咳，就當善款吧！鬱卒了好些天，後來想通了，人生在世總有一些磨難，早點碰到也不錯。就這樣接受挑戰，不然能如何呢？

　　每次來陪讀經書（唐詩、論語、三字經），發現其他班級都是鬧哄哄的，像菜市場一樣，只有我們班

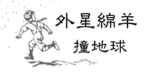

各個安安靜靜的坐在位子上，沒人敢走來走去。這大概就是名師嚴格的好處，孩子們很安分守己，靜靜的在座位上自習。我心裡想著這何嘗不是另類的福氣？

社會科考贏資優生

天下無難事，每天 19:00 到 22:00 一對一陪讀，時間沒白費，兒子總算慢慢有回饋。小五時數學成績雖然很不理想，但是社會科目成績斐然，令人刮目相看，優秀到老師以他為例，要求其他學校轉來的資優生，社會需要向承暘看齊。他可以考 98 分，資優生理所當然不能比他差。孩子的媽媽還跟我說，她女兒為了他，在家猛背社會，深怕下次考試又輸了。（原本討厭背誦的人）被迫接受，因為老師特別聲明社會科，不能輸給暘暘。有一本《寶島小遊記》，因為兒子愛讀而且因為此書，社會考高分，一下子全班同學幾乎人手一本。也因為社會的優異表現，提升了兒子的讀書信心，比較願意接受挑戰，也認為自己可以進步神速的。至於他怎麼記得內容，我其實也很納悶。

《寶島小遊記》

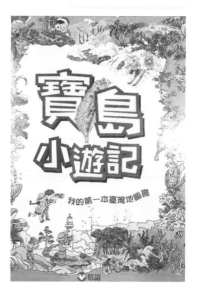

因爲社會我沒特別陪讀，看他測驗評量寫得不錯，就把時間用來練習其他科目。他考試的卷子跟一般生完全相同，因爲我們希望他至少小學基礎不要太差，而將來面臨的也是一般群眾。外星人到地球一遊，入境隨俗是必要的。所以他是跟著大家一樣，考題全部相同。

學期末，國語甲、閩南語優、英語優、數學丙，社會優、自然優，藝術與人文乙，健康與體育甲，綜合活動優，日常生活表現甲（日常行為、團體活動、公共服務）。老師的評語：「承晹在家長細心用心的照顧教育之下，各方面的學習均能迎頭趕上，尤其在社會、自然科學方面更是獨占鰲頭，家屬難能可貴，值得讚許。」啊！這被認可的滋味，酸甜苦辣百味雜陳。為何可以如此清晰記得這一切，自然因爲成績通知單，我仍然保存著。

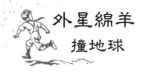

喜歡戶外旅遊，溪頭成為家裡後花園

　　我們總在寒暑假期間，就準備下學期的科目，需要背誦的先背，數學當然要事先準備先練習，尤其高年級的數學真的難，單就因數、倍數就可以搞垮意志力。我們告訴孩子，只要努力了，考不好就認了，不必太在意。這種成績在名師班當然不可能名列前茅，但是對我們而言，已是萬分慶幸了！一個中重度的自閉兒，能如此這般，已經是上天的眷顧了。

　　暑假作業兒子認真的完成，別人寫一面，暘暘把空白面，以成語、詩詞填滿。因為內容充實，總是可以拿到獎狀，這對他而言，是莫大的鼓勵。我們的努力，老師也看見了，態度慢慢地友善許多。學校課外教學活動，老師要求需要家長隨行，他才可以參加，配合學校，我也旅遊了三六九（劍湖山、六福村、九族文化村）。

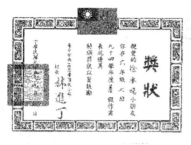

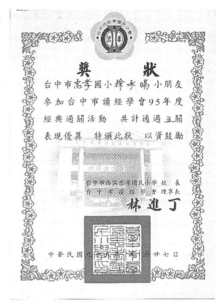

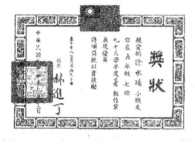

表現優異獎狀

　　講課時偶然間，老師提及常常去溪頭健走，以保持身體健康。這個消息聽在星王子耳裡，簡直就是驚喜萬分。從此以後，如果假日沒規劃去哪兒？溪頭必是首選。我們常常在溪頭停車場，把該讀該背的複習完畢，父子倆才進去健走。所以溪頭的個個步道與景點，從神木林道、銀杏林、針葉樹園、鳳凰林道、巨石、空中走廊、竹廬、大學池、瞭望台與天文台，

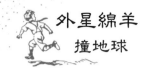
無一處略過。溪頭成了我家後花園。沒人比星王子熟悉。來溪頭之前，他會看好天氣預報，路況如何？他都一一詳細陳述。霧靄煙嵐浪漫如詩如畫的溪頭，我最愛大學池。經常獨自漫遊在參天大樹中，因為那對父子，早就急急忙忙的奔向目標，連車尾燈都看不見蹤影。

承暘和同學過五關

　　同學對他友善的很多，也有不太好的。有一個成績優秀的女生特別愛捉弄人，揚言承暘是練髒話的最佳對象，因為他會學得一模一樣！很有成就感。唉！夫復何言？看似乖巧甜美的女生，竟也如此這般！真是人不可貌相，知人知面不知心。稀奇的是他鞋帶掉了，他不會繫上，另一位女資優生竟然願意幫他繫上鞋帶，這倒是空前絕後的好消息，意外驚喜讓我感動萬分！

　　讀經期間配合學校，我們都參加了當年的讀經闖關。《三字經》、《唐詩》（五言絕句，七言絕句）、《大學》、《朱子治家格言》、《論語》共五關，通過了有獎狀獎品。我的學生還有兒子同學，包含兒子在內

很多人都順利過五關斬六將。通過五關考驗，這張獎狀，又給兒子增加不少信心，雖然花了不知道多少時間，有收穫還是令人雀躍！而且打通了這些關卡後，有點像任督二脈被疏通似的，施工的道路豁然平坦許多。連去看醫師，馬景野醫師竟然也讚美他，是自閉症孩子中進步的冠軍。這句話像知己之音，讓我不禁紅了眼眶。

　　心想總算有人了解，這一路走來的心酸苦楚。醫師知道這一路走來，我們不曾給孩子吃藥，當時看到標示的副作用，完全不想也不敢嘗試。努力苦撐很吃力，但是很值得！而且我們知道兒子的讀書之路，是我們硬要的。我們就像拉一個不願意走路的登山者，我們硬是推著走，不吃盡苦頭才怪！只是當時認為，星王子年紀小，認知能力不足，所以更想給他補足各項內涵。反正頭已經洗了，不能半途而廢。而事實也證明，教育是翻轉外星人，所見、所聞、所思、所為的鑰匙。

　　袁枚有一首詩：「雨過山洗容，雲來山入夢。雲雨自往來，青山原不動。」外星王子就是那座屹立不搖的青山。為人父母，帶著這樣的外星人，只好聽天

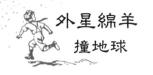

由命之外，又不得不認眞努力，本著執著信念，「不信東風喚不回」。滴水能穿石，不怕慢，只怕站，山不過來，我就過去。山水美景間，看盡繁華古今，四處都是教室。百轉千迴後，雲開見日，生命轉彎處，我們看見微微的曙光乍現。

《博物館驚魂記》當年紅透半邊天。我們班也不落人後，透過關係，我連繫戲院董事長特助，包場讓同學們一起看電影。大家邊吃爆米花邊看電影，因爲包場，家長可以免費進場。一場電影留下難以忘懷的爆米花滋味。其他的僅記得看過《博物館驚魂記》。

溪頭畢旅，小學的 Happy Ending

溪頭在老師說解說下，變成一個夢幻的傳奇存在。所以六年級的畢業旅行，全班同學決定在溪頭兩天一夜，同學們明媚的笑臉寫滿無盡的期待。兒子的興奮之情，自不在話下。

那一天老天爺特別賞臉，晴空萬里清風拂面，每個人神清氣爽精神抖擻，有空的家長也加入溪頭之旅。孩子們在老師的帶領下，快步向前邁進，目標是

天文台。我們這些老弱婦孺，緩步漫遊，邊走邊聊八卦。有人說：溪頭，這個夢幻之境，我家已經十多年沒來了。

　　家住台中不是台北，竟然十幾年未曾踏進如此迷人之地。溪頭若有靈，都要哭了。她說，沒辦法啊！假日孩子們的補習排滿滿，如何出門？難如上青天。原來資優生也不是憑空而來，一分天才，九十九分的努力。不是一句形容詞，是真實的存在。想到女兒的同學，成績好到令人難以想像，一樣在台中女中，人家是隨時隨地都在課內書裡遨遊，書讀到滾瓜爛熟，若有問題詢問，哪一本書第幾頁第幾行，都一清二楚。哪像你我一下看這個，一下迷那個，難怪人家成績亮眼，天資優異也是需要加把勁。不努力，別人立刻後來居上。

　　同學們氣喘吁吁，越走越慢，有人已經磨破腳皮。一拐一拐的硬撐到天文台。一行十多人在天文台上歡呼，終於成功走到目標。對於一個初次登場天文台的人而言，真是莫名的感動！（來回 16km）

　　晚上吃過晚餐，賞螢活動開始。都市的孩子幾乎只在書本裡看過螢火蟲，真實體驗怕是生平第一

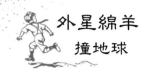

次。黑漆漆的暗夜，靠著微光前進。兒子平常怕東怕西，此時倒是安之若素（可能之前就帶他觀賞過螢火蟲，所以很淡定）。同學們們靜悄悄等待著，飛舞的螢火蟲幽靜的現身，驚喜連連又不敢大聲歡呼，激動萬分興奮不已！現實中的螢火蟲，與書本裡的相差甚遠，有種感動在心裡發酵，想擁有又怕傷害了螢火蟲，放在手上的感覺，奇妙無比！讀萬卷書行萬里路，置身其中感受深深。那一刻生命的迷霧，在感動中撥雲見日。這樣別出心裁的畢業旅行，想來是未來美好的回憶。只是你記得的，與同學們記得的，可能有重疊，也有相異之處，畢竟視角不同，記憶點必然也不盡相同。不過都是美好的回憶。

第四章
斜風細雨慢行，國中安全過關

上國中，積極備戰，承暘變導航

國中是另一個階段。有感於小學期間，出乎意料之外的事層出不窮，總是人算不如天算，不再選老師（算命先生說兒子自己選的，比我選的好）。國中輔導室問我有需要什麼？我說不用選老師，聽由學校安排，但是希望有一位兒子熟悉的同學，與他同班。學校同意，但要求對方家長要出示同意書。

國中各科目老師都不同，怕老師意見分歧，不知道孩子的情況，造成嚴重誤會。請高年級的名師，寫一張孩子的在校情形，我自己也寫一張孩子的發展情況，與我們對孩子未來的期待。也請中年級老師寫一張，希望以老師角度來看，孩子的情形。不同的角度不同的視野，希望國中老師，對兒子有粗淺的認識。影印多份請導師分發。並且拜託如果各科老師有

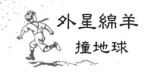

特別要求，我能親自說明，希望不為難班導。班導說他分班前有去拜拜，期盼能碰到不難搞的特殊生。他笑著說，果然有拜有保佑。

小六畢業那年暑假，我們進入國一課程備戰狀態。先把國中要教學的部分，先作演練，各科自修先買先上課。知道課程大概內容，能背誦的，在車子奔騰景點的路途中，我陪著背誦。地理、歷史仍舊不必太花時間。因為與小學有延續，他可以輕而易舉弄懂其中的意思。測驗起來狀況不多。倒是國文要背誦的不少。學校有一本教師自己編寫的詩詞與成語，還有《論語》，需要每天小考默寫。這些我們都預先準備。幸好小學時因為詩詞闖關背誦了不少，省下不少時間。

假日出遊沒有谷歌，但是有星王子導航。愛看地圖的他，只要瞄瞄地圖，立刻可以幫你勾畫行程。什麼國道 1 接台 3 線再接……，不知道何時他對道路如數家珍，還大言不慚自封是公路達人。之後又迷上道路工程，每個重大工程，必定獲得王子關愛的眼神。而且關心工程進度，三不五時要求我們帶他去實地觀看，我們笑稱「長官視察」。這種奇特的嗜好，

真是前無古人後無來者。道路的問題，問他準沒錯，他一定詳細介紹給你，知之甚詳。何時開工？預計何時完工？是哪個單位負責，他都可以流利應答，好像是他在負責管理。對於這點我們也甘拜下風，佩服的五體投地。家裡買一堆各城市最新地圖，都拜他所賜。

美夢成惡夢，住院三日

開學後，有聯絡簿又有熟人在班上，感覺起來比國小時安心不少。

同學每天下課後來我家溫習功課，會順便說一下他在學校的情形。我們知道國中壓力比較大，允許孩子每星期請假兩次，只上半天課。但是有同學不喜歡他常請假，總是覺得他在「莊肖維」（台語），還會刁難他。此時，那位紅衛兵會維護他，還與那位同學大小聲，完全是兇巴巴的大姊大，不負所託。請假之事，早在開學之前就告知班導，因為情況特殊，班導沒有為難，輔導室也同意。時日一久，班導每次在他請假前，總是故意挽留他一下，他偶爾也會同意。

連著半個月沒請假，我與老師正在暗自慶幸。

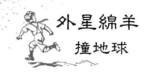

可惜好景不長，美夢成惡夢。兒子感冒了！不知道為
什麼？情緒也突然大爆發，哭鬧十分嚴重，白天不眠
晚上也不睡，除了哭鬧就是吼叫，不吃不喝，突發事
件，瞬間就把我們推入萬丈深淵。後來住院治療，雖
然僅僅住院三日，但是病情足足經歷了半個多月，我
們覺得好像經歷一世紀那樣長久。我和爸爸都準備長
期抗戰，為此，又再次去問卦，因為不知道何時才能
痊癒，慌張無助的心酸，不知道把心如何安放？幸好
卦象不錯，大概二十多天，他總算安定下來。同學知
道他生病住院，寫了好多卡片，祝福他早日康復。

　　因為特殊情況，晚上爸爸在醫院陪住，白天我
陪。那是一個特別的地方，所以年輕的他十分受矚
目。他也被關煩了，頻頻鬧著要出去。忍不住自己動
手開門，卻發現門根本開不了。此時竟然突發奇想，
異常認真的喊，「芝麻開門」，聽到這一句，當時我都
愣了，感覺得自己是否也幻聽了？這一幕又好氣又好
笑，心酸又啼笑皆非。

　　知道孩子歸心似箭，溝通再溝通，說好回家不
能大小聲吼叫，影響鄰居。總算離開另類監獄，一星
期後，回學校上課。那一次的教訓太刻骨銘心，從此

以後，我寧願選擇讓他無條件請假，只要不想在學校就請假回家。而同學經歷他長時間的請假，不再刁難，友善許多。其實也只有一兩個會刁難，大部分同學對他非常友好，每次我去送便當，總有好幾位同學陪同下來，好像保鑣一樣。當然我們也不吝分享，便當會多帶一份，讓同學們每人嚐一小口。

國中陪讀，媽媽也頭大

每天小考不斷，搞得我也精疲力竭，加上下午時間都在上課，晚上陪讀，脾氣就暴躁無比，只好縮減學生人數，讓自己不要疲勞轟炸，失去陪讀的耐心。各科老師很配合，給了我作業解答。開學時我就特別要求，而且保證不會抄襲答案，只是家長要用，畢竟國中課程於我而言，已是遙遠的歲月，曾經學過的早就拋到九霄雲外，沒解答如何應對？兒子又有一錯再錯的習性，如果一開始就不清不楚，那接下來就難以善後。自己全部掏腰包買，科目又太多。所以只能誠實的拜託老師給予解答，方便教學陪讀。

數學在此時，已經完全招架不住，本來寄望班導家教，可惜老師上課人數已滿，轉介其他數學老

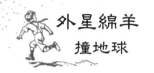
師。但是，我留意到老師並不了解兒子，上課時一直抱怨他不專心。我知道幫助不大，而且一小時 1000元，完全不符合經濟效益，放棄了自己來。並拜託輔導室接收，專門輔導數學。這是第一次我們用上輔導資源。而好溝通的家長聲名遠播，又被輔導室看上，拜託當家長代表委員，因為學校一定要有身心障礙的家長當委員（當然捐款是必須的）。

感謝班導、同學都和善

感謝班導對兒子的友善，也希望大家能友愛相處，市政府當時正在辦理免費的古蹟巡禮，在奔走之下，加上知道的人不多，班上同學順利的報名參加。而後每個學期末，我會幫同學舉辦聚餐活動，自由參加，家長也可以加入。老師需要幫忙收各種測驗的費用，我也一馬當先當仁不讓，能夠幫忙盡量幫忙。起碼與同學相熟悉，日久生情，感覺同學們和氣許多。

那次住院事件後，不再有霸凌之事。友善天使好像無形之中多了起來。我們也不強求每天上課，還是一如既往，可以無條件請假，只是必須在家讀書，不能打電動，為了休假在家他同意這些要求。

　　國一時班上需要辦課外活動，只有半天時間。我建議去勇旺農場，那裡很適合都市孩子體驗，可以撿雞蛋，追山豬，餵羊吃草，還可以擠羊奶，活動空間大，很適合國中生奔跑跳躍。而且半天包車只要2000元，便宜到老師都難以置信。鑑於安全考量，詢問老師，家長是否需要陪同？老師認為兒子很乖不必陪伴。後來聽說，兒子到了農場後，把外套脫下丟給老師，人就跑得無影無蹤。這一小段陳述，我了解到兒子對老師已經很信任依賴了。

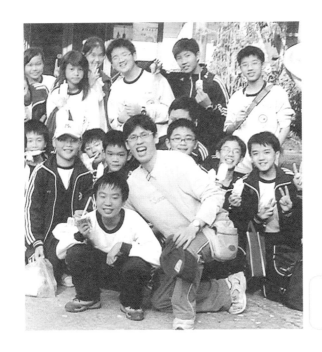

國中同學
和善相處

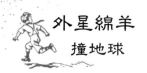

外星綿羊
撞地球

我讀我思(閱讀下面短文後，寫下你的心得和感想)

在生命的轉彎處

「有一份謙遜，便有一份受益；有一份矜持，便有一份挫折。」胡遵源

一個自認為英語流利的人，剛從大學英文系畢業，於是他寄了許多英文履歷表到一些貿易公司應徵。但他所接到的答覆都是不需要種人才。其有一間公司甚至還寄了一封信給他：「我們公司並不缺人，就算我們有需要也不會僱用你。雖然你自認為懂得英語，但是從你的來信中，我們發現你的文章寫得很差，而且文法上也有許多錯誤。」

這人收信後，非常生氣，打算狠狠回寫一封足夠氣死對方的信。但是當他靜下來之後，轉念想了一想：「對方可能說的對，或許自己在文法及用詞上犯了錯，卻一直不知道。」於是他寫了一張卡給這個公司：「謝謝你們糾正我的錯誤，我會再加倍努力的。」幾天後，他再次收到這公司的信函，通知他可以上班了。

聯想：面對一個難堪和責難，或許正是一個新的契機。把每一個令人不舒服的遭遇，都當作一個於我有益的功課，讓這些遭遇成為我們邁向成功的墊腳石。

一村疑路，柳暗花明又（一村）

這就是山重水複而有益泰然古

處之明，訓練其筋骨苦其心斯

有志也，也天將降大任於斯人不

人也，非常必先（筋骨）

過天，將必降大念往責挫折不慮

想了，要轉念和易好難

不過，難堪愣與挫饒下

面對，是驚愕從頭正被一

真是，驚冰水正好被

盆冰水，從頭正好

風發時，信心滿滿意氣

師曰：

6

字體工整且內容充實的週記

一週大事　【第9週：98年4月6日～98年4月12日】

記下國內外重要新聞一則，並寫出感想。

國內：愛馬仕控告侵權，國內首例，獲賠金額高達2.5億，是售價的500倍，也給仿冒精品的一個警惕。

感想：品牌設計創意無價。想要「從山雞變成鳳凰」，還是得開創出自己的品牌。

國外：北韓不顧國際社會反彈，發射一枚長程火箭飛越日本領空，引發國際譁然。

感想：一意孤行，是好是壞？誰也不知！

記下學校或班級事件一則，並談談它帶給你的感受：

校務評金監，學生最讚美。因為一切回歸平常，凡事按課表上課，沒有考試真自在。老師上課也特別認真賣力，讓人覺得很棒。　　平常很努力哦！

生活點滴(寫下本週你最滿意、不滿意或最快樂、難過的事)：

觀霧在雪山山脈深處，中海拔。沿山路蜿蜒而入，從新竹入山約2小時，一路途中處處碧山翠峰，雲霧繚繞，走在其中，宛若騰雲駕霧。眼看奇花異草，耳聽松濤聲，大自然真令人讚嘆。假日遠離塵囂，觀霧最適合。哇！說得我好想去呢！

本周我覺得 林姿余 同學的行為最值得我學習、欣賞或感謝，因為：
真心關懷同學，使人如沐春風。

給自己的鼓勵和建議： 陽光可以照射四方。

7

字體工整且內容充實的週記

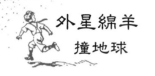

休閒娛樂不可少：SJ、蔡琴……

　　讀書重要，休閒娛樂一樣不可少。那年，姐姐們瘋迷韓國天團 SJ，他也跟著起舞，吵著要去看演唱會，二姊當時很努力的搶購特別票。因為身心障礙票，價格壓的很低，本人加陪同者 2 人，票價優惠下來竟然不到 2000 元，這樣的好康，怎麼可以錯過，錯過了怎麼對得起自己。當晚看演唱會，我與爸爸在外散步等待，當然也少不了去喝喝咖啡。姊弟 3 人簡直嗨翻天，身歷其境的現場感，聲光音效的震撼，歌聲或嘹亮或溫柔如水。動感的舞蹈如潮水，一波一波又一波，加上 SJ 成員人多，表演節目的豐富精采，自然是嗨翻現場觀眾。其情其境其心情，豈是一個開心可形容！！ 想來星王子一輩子都歷歷在目，難以忘懷。當天晚上回到家已經是凌晨兩點多。太興奮的姐弟，毫無睡意，一直說個不停。害得我都有些後悔沒陪同入場。

　　新奇的體驗讓兒子興奮異常，期待未來可以再來看 SJ 的演唱會。隔年真的又搶購到特別票。讓兒子過足 SJ 之癮，也因此聽他們的歌足足半年之久，也學了幾句韓國話，同時也會去關心 SJ 成員的狀

況。同學知道他去看演唱會，羨慕得不得了！

　　後來我參加訂報贈獎活動，訂閱半年有一張蔡琴演唱會的票，兒子也想去，只好訂閱一年半，三張票讓我們一起參加在台中興大舉辦的演唱會，蔡琴幽默風趣的言談，優美沉穩的歌聲，盪漾在心尖，彷彿春風拂面，身心靈似乎瞬間被療育了，實境秀一樣的體驗，非常激勵人心，至今餘音繞樑，實在令人難以忘懷。所以兒子跟我們一樣，非常喜歡聽民歌，也能哼唱幾句。果然近朱者赤，近墨者黑，親朋好友的喜好，對他影響深遠。甚至可以說周遭的人，只要打個噴嚏，他就感冒！非常容易被牽著鼻子走。

　　其實市府也有許多免費的演藝活動，我們會選擇適合的參與。在中山堂留下不少印記。音樂會他比較無感，愛爾蘭踢踏舞就非常震撼。當時我用發票換取門票，看得我自己都驚喜連連，非常喜愛，盪氣迴腸，驚豔無比的舞蹈演出，不置身其中感覺不到，身歷其境後才知其奧妙之處。經過踢踏舞的洗禮，整個人彷彿脫胎換骨，神清氣爽。隔年又買票入場，值回票價的愉悅心情，至今仍然在心裡盪漾。現場表演的震撼人心，五腑六臟像被慰貼一樣，四肢百骸通體舒

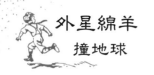

暢，真的值得買票進場，難怪那麼多人搶購演唱會門票。

那一年還有一場民歌演唱會，我們當然也躬逢其盛，樂在其中。當時兒子簡直樂翻天了！回家後還一直哼唱民歌，理所當然，接下來的日子，一定天天聽民歌。

成績中等，個性還是很直

努力不懈，收穫卻不多。沒墊底但也沒名列前茅。對我們而言，已經進步很多。雖然他依舊經常沉浸在自己的世界裡，還是感覺得到已經跨出了一大步。

老師說如果班上的家長跟我一樣努力，那他就好命了。哈哈哈哈哈，真是想太多啦！要是家長都這麼苦命，我想很多人會先崩潰。

在家裡，爸爸寧願幫我煮飯炒菜，也不願下海陪讀。美其名叫我全權負責管理，他負責其他。苦差事誰都能逃就逃。其實我自己常常在 22:00 後，兒子上床睡覺，我追韓劇，在一堆撒狗血的劇情裡，清理一下鬱卒的心情。而八卦雜誌，歷史小說，都能讓我

在那幽幽暗暗的日子裡，看見微微的曙光。

兒子雖然進步神速，但是意想不到的事，還是發生了。有一次學校因為考試，提早一小時下課。這位先生就在每天等待之地，默默等待，不會求援，不會打電話。馬路的對面就是中華電信，一整排的公共電話，就在眼前。書包裡也有零錢，但是他就是不會想到打電話回家。等到姑姑去接，才知道情況。啊！啊！啊！心酸心疼啊！這位星王子殿下讓我們知道，需要教他的事太多太多了。只要沒經歷過，沒教的他都不知道如何應對。

會考、畢旅、謝師宴，國中 Bye-Bye

國中會考，了解他習性與程度。大公主特別提醒，如果畫卡全部都是 B 或 C，按照分數比例原則，可以拿到四分之一的分數，幸運的話，也許更多。比他隨心所欲亂畫一通，勝算更好。特別再三叮嚀，數學一定要全部畫 B，到時看分數就知道有無出錯。幸好 29 分，安全過關。

三天兩夜的畢業旅行，兒子沒有錯過。我們擔心時間長，怕有意想不到的狀況，為了讓老師安心，

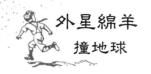
自行開車跟隨,並自掏腰包與孩子住同一家飯店,只是孩子住團體房,我們住一般客房。讓兒子安心,老師放心,我們也無需擔心。當晚聯歡晚會,教務主任放下身段,與同學們一起玩遊戲,一個頭上頂著盆子,一個用腳丟拖鞋,誰接到的多,誰就是贏家。玩遊戲的人,都是初次體驗,笨手笨腳,窘態百出,平日嚴肅的師長,為了面子卯起來奮鬥,那種搞笑的畫面,讓同學們笑到噴淚。爆笑聲直衝雲霄。難以忘懷的畫面彷彿進入時光隧道,停格在那裏,每次想起來,都還回味無窮,終生難忘!

畢業前,我們還在五星級飯店辦謝師宴,家長自由參與,姊姊們嘲諷,我們是國中生,卻是大學畢業生的待遇。孩子們自己籌備了好多節目,讓國中生涯有一個完美 end。

回首來時路,風漸小雨變細,斜風細雨中慢慢行。感覺前進的路,曙光微微,似明似暗。貴人一個一個浮出水面,人生的道路彷彿進入平坦的階段。感恩的心,感謝旅途中擦肩而過的微笑。感恩真誠陪伴的天使,因為有你,晹晹的路好走許多。

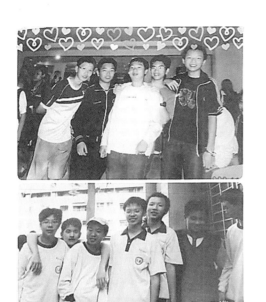

依依難捨說再會

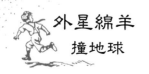
外星綿羊
撞地球

第五章
考上文華讀忠明，高中表現一鳴驚人

兒子上高中，老天送休旅車

　　高中又是另一段新開始。

　　當時智慧型手機未普及，大家聯繫僅靠電話。手機都是智障型，沒有 line，沒有其他社群。尤其自嘲是山頂洞人的我，電腦是白痴。沒心也沒時間學，總是大言不慚的告訴女兒，不久的將來，不可能一定可以變成可能。果然智慧型手機問世了！

　　兒子為何讀高中？沒選擇職校。主要是我們了解他。笨手笨腳之外，手腳協調性幾乎為零，腦筋又走直線完全不會急轉彎，姐姐們認為職校「出逃」（名堂）比較多，而高中就只有讀書而已！適合單純的他，反正家庭會議決議去讀高中，就這樣進入忠明高中。原本成績可以入選文華，考量離家遠近，還是

選擇忠明。從家裡到學校開車只要 8 分鐘。

自助人助天助。老天爺大概也看到我們的努力，2006 那年，我們家參加《天下雜誌》319 鄉鎮抽獎，抽

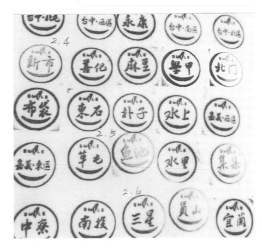

參加天下雜誌 319 抽獎

中一台 2000cc 的休旅車，算是老天爺鼓勵我們繼續東奔西跑的禮物，那輛車足足陪伴我們 12 年的時光，也跑了十幾萬公里，完全物盡其用。

高中時媽媽親自入班宣導，告知同學兒子是自閉症小孩，跟他們可能會有些不一樣，也把他的情況大致說明，並放一套《與光同行》的漫畫，希望同學理解包容。也拜託同學自願給我手機號碼，好聯絡了解班上的事情。因為高中沒有聯絡簿了！而各科老師部分，能說明的盡可能說明，同時也請國中班導寫了一篇，兒子國中三年的概況，家長當然也寫一張。還特別與教官打招呼，告知教官兒子的特殊情況，會常

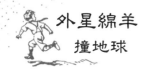
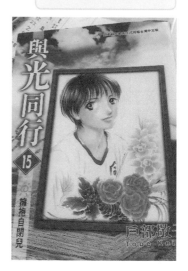

《與光同行》漫畫

常請假。高中的請假管制嚴
格，事假預先請，病假要有
醫師證明。沒有想請假就請
假這回事，這種特例被兒子
打破了。我特別拜託教官，
兒子的假單如果我來不及簽
名，隔天一定會補簽。

高級書僮：輔導老師和老母

　　大家都是考進來的，兒子成績必然墊底，這點
我們心裡有數。IEP 會後，親師調整了分數的比重，
作業占的比例百分之六十，高於考試成績。數學在輔
導室上課，老師沒刁難，給了要考的題庫。我一題一
題拆解開，讓兒子一條一條的背下來。一題會了，再
背誦下一題，同時第一題再默寫一次。這樣方式下
來，成績倒也差強人意，起碼可以過關。

　　背誦的國文，要一題一題講解。尤其一錯再錯
的題目，必須再三默寫練習，古文翻譯成白話文，意
思最好講明白不然根本記不住。作業不少，感覺時間

實在不夠用。丟三落四狀況層出不窮，雖然有同學電話，但是他們都有補習，根本無暇顧及。

我們仍舊會東逛西逛，課業壓力雖然大，但也不忘踏青。在奔馳的路途中，爸開車我負責陪讀。兒子看測驗題目，我拿解答。錯了就紅筆做記號，標示日期。不寫上，因為還要複習很多次。

在學校幸好有輔導室專職老師，安撫兒子慌亂的心。專業的吳老師，算是巡迴輔導員，是兒子生命中的大貴人，很會鼓舞激勵人心，看到的都是優勢，在他眼中兒子很優秀很有才華，真誠又有耐心，兒子在老師這裡，就像被順毛的貓咪，找到安身立命的港口。幾乎每天來報到，好事壞事全部說，就像找到知音一樣。還會聊到哪個女生如何如何？八卦極了！簡直就是八婆。

自閉兒開講一小時

是誰說自閉症孩子不愛說話？只是沒找到知音而已！現在爸爸是他的大知音，他可以滔滔不絕的說上一小時，比照昔日，簡直就是不可能的任務。他也非常喜歡與大姊抬槓，他說東她說西。兒子曾經自許

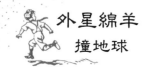

博學多聞，學富五車的小王子，上知天文下知地理。大姊問他，請問今晚北極星的方位？他瞠目結舌完全被打臉。但是還是要繼續信口開河，不到黃河心不死，呵呵呵呵一副死豬不怕開水燙，你能奈我何？我就是要硬拗，嘿嘿嘿嘿嘿嘿！

新生訓練時，兒子認識一位其他班級的同學。剛開始並不知道兒子的狀況。兩人天南地北的聊，似乎很投契。兒子很開心有新朋友，非常投入這段友誼之路。可能聊到青春感情♤♡○○╳╳之類，王同學慫恿兒子去告白，憨直的兒子哪裡知道是捉弄，而且那位女同學只是給我電話，願意接受媽媽有疑問時，可以回應告知。但是那位麻吉告訴兒子，那就是喜歡他的證據，這位王子信以為真，真的去告白。也不想想自己根本沒跟對方說過話。接下來當然麻煩接踵而來，班導、輔導老師費盡心思，抽絲剝繭，總算弄清來龍去脈，才知道原來是烏龍一場。可惜我們就失去一位，原本可以幫忙的貴人。

兒子的改變是我們人生中的大驚喜。有時的話語，簡直就是匪夷所思。某日全家人一起午餐，邊吃邊聊，聊著聊著，兒子突然冒出一句話，爸爸韓國美

女那麼多，你為什麼娶老婆娶到台灣來？嘿嘿嘿嘿嘿嘿，大哉問？大家最先都愣住了！而後大爆笑聲，哈哈哈哈哈，笑到快喘不過氣，還是大姊反應快，馬上代答，韓國美女都是人工的，爸爸要天然的，天然尚吼。你不知道嗎？爸爸滿臉黑線，無言以對。

比賽得佳作，還是公路達人

雖然壞事不少，也有好事發生。因緣際會參加了教育部舉辦的愛傳 99，以學生的觀點出發，用行動造訪生態環境，體驗多元人文價值，把生命力行的體驗，用影像、文字、照片、畫圖、札記，「用行動體驗生命，承暘的行萬里路」。這個活動，正好把我們之前，尋幽訪勝的真人真事，搬上台面。讓我們與輔導老師，得到高中職組的佳作。那張獎狀，是教育部長吳清基的名字，而

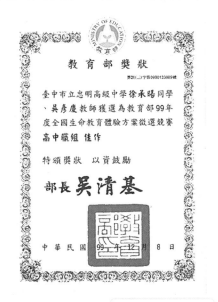

教育部獎狀

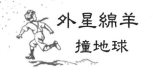

外星綿羊
撞地球

且還親自頒獎，更有感的是有 5000 元獎金。我跟姐姐說，暘暘的獎狀不鳴則已，一鳴驚人，位階與姐姐無數張校長的獎狀，就是不同。

三年級面臨大學關卡。各大學對身心障礙者開的缺很少。適合的幾乎不存在。兒子喜歡歷史，當年成績勉強過關，但是分發到台南。我曾寫信給東海大學校長，希望能多開特殊生的缺額，回信給我是無法辦理愛莫能助。如果是現在也許可能了。不是到處缺學生嗎？

可惜沒有如果，沒緣分就是沒緣分，有些人、有些事，一旦錯過了就不再了！

一路走來，始終如一的守護，猶如自閉症者的固執。兒子其實滿幸運，沒人爭寵（也許也有），兩位公主與他相差十幾歲，那麼大的代溝，幾乎是不同世代。手足之間的相愛相殺只是嘴上談兵，蜻蜓點水而已！而其他人的陪伴，一個接一個，姐姐們忙功課時（高中、大學），同齡的青梅竹馬相伴，小 6 歲的雙胞胎表弟緊隨其後，加入了出遊行列伴其左右。他出門姐姐若沒空，青梅竹馬上場，或者表弟陪同。不會只有父母而已！寂寞也不寂寞。寂寞是因為他總是

微笑看友伴嬉鬧，不會加入，不過臉上掛著笑容。而表弟大一點的時候，他已經是公路達人。所以常常對著表弟大放厥詞，說一堆公路的故事。年僅六歲的表弟根本聽不懂，但是說者還是興致勃勃，沒完沒了說不停。什麼台九線是全國最長的道路，起點在中正紀念堂，可以到達花蓮。起點台北，終點屏東楓港。台一線是國道一號高速公路未完工前，縱貫南北的要道，極為重要的交通樞紐。車行時間他會一直介紹現在的路是什麼線。因此，有位政治人物，誤會台三線（問政時問說台三線是哪三線？），可把他笑死了。我還台九線是哪幾條線呢！沒知識沒常識也不看電視。

不是台北人，卻搭過每一條捷運。且都在剛通車之時，就來湊熱鬧。知道的比在台北的姊姊還要詳細，紅線、綠線、藍線、黃線、去哪裡搭乘哪個，他一清二楚。都說台北車站是大迷宮，他可是如魚得水，處處如自家後花園，來去自如。每次都想，如果考試考這些，我就可以高枕無憂了！

所以雪隧一開通，我們就報到。國道六號晚上十點開通，他也躬逢其盛。2010 台北花博開幕，我

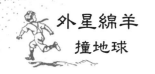

們就光臨，還看了煙火秀。花博在台北，台中人卻瘋迷，來過八九次，想來台北人都要自嘆不如。

順利畢業，前途還在施工中

而師長們一個一個都友善。尤其在忠明時，雖然程度無法迎頭趕上，但是另類的分數計算，作業很認真寫，他還是學到了不少東西，奠定了大學之路的根基。主要是我們也感受到師長的善意，知道老師們雖然不是很了解他，但是還是十分包容。

負重前行的我其實壓力很大，高中的功課的確不容易，對他而言是困難重重，我一教再教，總是沒進他腦子裡。搞得我都快崩潰……

後來，我找了一件可以紓解壓力的事做。辦一場睽違 30 年以上的國中同學會。久別重逢的同窗，在聯繫上時，各個臉上春風得意，可能年紀大了，當年比較之心已經放下，大家熱絡的聯繫著，一個接一個，意猶未盡的訴說，（我們那時是男女合班），那些年的青春情事，哇塞！好多不可說的秘密，一件一件當笑話爆料，啊呀呀……真真太八卦了，瘋狂的青春時光，不輸給八點檔的連續劇，狗血又有趣。這個娛

樂紓解了我無能為力的遺憾。現在想來還是很感恩。
同學們都說感謝我讓大家重新聯絡上，沒人知道我是
最大的受益人。

　　風雨飄搖過後，不一定有彩虹。但也無晴無
雨。感恩師長、同學、親友及時的安慰與打氣，鼎力
相助，給我勇氣向前走。如今，通往成功的道路上，
雖然仍然在施工中。但顯然已經平坦許多。

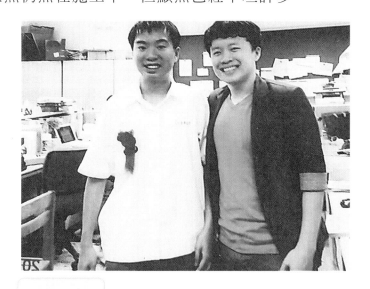

忠明再見

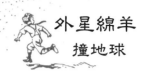

第六章
亞洲大學媽媽陪讀，王子拿獎學金

大考錄取長榮，特招進亞大

山窮水盡疑無路，柳暗花明又一村。心裡安慰自己，山不轉路轉，路不轉人轉，人不轉心轉。相信老天爺會善待星王子。不然以兒子的情況，我們無法安心放手，又不想去台南陪伴，諸多因素考量，放棄了考試分發的長榮大學。當時高中的輔導老師，心急如焚不下於我們。老師與我們都了解，兒子從未離家過，獨立生活經驗幾乎為零。加上對變化多端的天氣，感覺極為敏銳，居然分發到台南，而且還是鳥不生蛋的地方。

於我們而言，不只是魔鬼考驗，更是兒子人生的關鍵轉運點。這是很多身心障礙家庭，志願填寫常常以交通遠近為主要考量因素。而特招之前，慣例的調查，我們依照星王子的各種條件因素，詳盡填寫。

結果是竹籃打水一場空。教育部根本沒心好好的經營身心障礙的教育，大概認為已經有開缺各校的名額，算是盡了責任，敷衍了事。障礙團體年年呼籲與訴求，從來就是聽聽而已，一直沒有改變現狀的企圖。苦了市井小民。執政者永遠選票考量，小眾還引不起關愛眼神。身心障礙家庭的需求，永遠是望穿秋水，日復一日。

後來打聽到亞洲大學，可以以特招的成績加自傳，入校就讀。因緣際會水到渠成的緣分，我們進亞洲大學（夜間部），我們以特招的分數及簡介加自傳報名，而招生組看到兒子是自閉症孩子，可能是傳聞的誤導嚴重，他們不太敢收，非常猶豫。我再三保證下，又知道我願意入班陪讀，才勉強同意。這一段碰壁經歷，心酸無人知曉。大家都認為我占了很大的便宜，沒交學費卻天天到校上課。不過真的很好，和一群高顏質的青春少男少女，一起走進人生風景的另一詩篇，賞心悅目之餘，無形之中的收穫，也是無人能及。

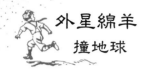

媽媽也旁聽，重新當學生

這樣一想，似乎真的占了好大的便宜。每天都在女靚男俊的視窗中，安靜欣賞一下，眼睛的疲乏立即消失。自己心裡常常覺得，這些漂亮的孩子們，如果好好的多讀一點書，增加內在的涵養厚度，想必人生的高度將會有 180 度的翻轉。可惜的是，大家沉迷在手機世界裡，上課是老師個人的事，完全置身事外，毫無意識自己是來學習的，手機遊戲打屁八卦比上課有趣多了，誰理老師滔滔不絕說些什麼？個個都是有聽沒有到，認真聽課者，就是我和一位媽媽同學而已！

白天我依舊有安親班，只是人數少，小貓兩三隻。（為陪讀不敢給自己太多壓力）。年紀也大就當玩票。

其實讓兒子讀大學，最初的目的，只是為了延緩兒子進入社會的腳步，並非為了大學文憑。想想那麼稚嫩的高中畢業生，心靈成熟度有如小學生，這樣的人踏入職場，能夠做什麼樣的工作？不如來體驗一下什麼是大學生活。是這樣的心情，進入大學殿堂。所以當初知道我陪讀時，教授與親朋好友常遊說我，

不如一起讀大學，拿個雙學位也不錯。我心裡想著，大學一學期 5 萬多的學費，兒子因為身分有折扣，也要三萬多。而我是一般生，每學期五萬多，四年下來就要四十幾萬。為了一張紙，我花費巨資購買，怎麼可能？又不是好野人，錢多到用不完。

我的職業也用不上那張紙。文憑於我來說，並非必須品。常常覺得有實力的人，沒有文憑一樣可以發光發熱。這位外星人帶給我的啟示是，「萬般皆下品，唯有讀書高」。對於現代來說，似乎有些勉強。反而「三百六十行，行行出狀元」，才是至理。

只是社會上就是認可那一張文憑。才會有一堆人，拼死拼活擠進來，就是要那張紙，方便就業敲門的鑰匙。

班長落跑，母子一肩扛班務

重新踏入學校，心裡其實有點忐忑不安，對於未來雖然有期待，但難免還是擔心，整顆心似柳絮紛飛，忽忽悠悠飄東飄西。未知的一切，其實令人十分惶恐，如履薄冰，有如盲人騎瞎馬，七上八下。關於未來將如何發展？上帝關了一扇門，真的會打開另一

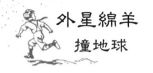
扇窗嗎？

　　開學後一切就緒，鼓起勇氣自告奮勇自我推薦擔任副班長（由暘暘掛名擔任），希望透過學習服務，多做實際磨練，讓孩子懂得更多，當作進入社會的敲門磚，進而邁向康莊大道。能接受挑戰更加進步。後來才知道，班導很有意思，班級幹部採取內閣制，只選班長其他組員班長自己挑選。同學們剛開學，除少數彼此之間早就認識，大部分同學都不相識，連名字都不知道。

　　而班長也是自我推薦的，其實根本沒人想當。大家白天都有工作，能來得及上課就萬幸了。沒有人願意出馬。所以這位同學願意接受，大家都鬆一口氣。我之所以只願兒子當副手，是想低調一點做點事。誰知道那位毛遂自薦的同學，當上班長後，常常缺席沒來上課，最後乾脆消失無蹤。後來聽說轉到其他學校。班長的工作，無形之中就落在兒子身上。其他幹部是我憑直覺，順眼的就去拜託。還保證有事會幫忙，而有班級幹部的頭銜，未來進入職場，是有加分的作用。另一個好處是學期末操行分數，也會因為班級幹部的關係，大大提升分數，同學只要掛名即

可,就可以名利雙收,何樂不爲?

開學後面臨新課本訂購,我跟兒子常常抱著書,往班上跑。因爲希望快點拿到書,通常直接寄我家,我們再送到同學手上。

收錢是大問題,還有許多同學不一定每天都來上課,要碰到人還得看運氣。有些書就這樣搬來搬去。

兒子不翹課,老媽其實很感動

一年級的課程都是基礎的。選科系時,我們特別留意要修的科目,避開複雜的。休閒與遊憩管理系較符合我們的夢想。沒有傷腦筋的數學科目。但是後來才知道,管理學系一定有會計、統計、經濟學。千算萬算還是沒能逃過考驗。

大一都是必修課多。四年需要修滿 128 學分。這中間包含基礎教育學分,通識教育 10 分(人文類、社會類、自然類、生活應用類),四個選項都要包含。自由選修課程占 42 學分。只要照規定修滿 128 學分,就可以畢業。很有挑戰。

幸好我們一直有閱讀的嗜好,許多科目對我來

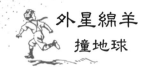

說，並不很難。文學賞析，歷史與文化，資訊與生活，法律與生活，應用英文、英語聽講，美學素養，管理學、行銷學、人力資源學、還有休閒美學，林林總總五花八門，只有體育必修但沒學分。而且大一大二都有體育。只要我會了，教會兒子就不是難事。英文聽講倒是比較艱難。想想國語都說得零零落落，英文怎麼會好到哪裡去。這個科目算是大學中最困難的課程，練習許久才過門檻。

　　每天 18:00 到 22:00 上課。從家裡開車到亞洲大學，大約半小時，快的話 20 分就飆到學校。我們幾乎天天第一個到達學校。

　　開學之初，準備就緒。把高中得獎時的專刊影印，給任課老師，省去詳細解釋的麻煩。每晚就這樣跟著上課做筆記。也要求兒子要抄寫。不能只有我寫。不能滑手機。有沒有認真聽課我不知道，只知道他會跟我分享老師說的八卦，五四三一字不漏，就知道他聽進多少？我們開車上學，他從未坐在副駕駛座，總是一個人安安靜靜的坐在後座。

　　有一次天候不佳，夜晚十點多，忽然間雷聲隆隆，滂沱大雨即刻急急而至。雨刷已是最快的速度，

仍然揮不過傾盆大雨。尤其車子正好行走在中投高架道路上，我小心翼翼，慢慢前進。問他你害怕嗎？他說不怕不怕！啊！眞是太棒了！這是最好聽的天籟之音，星王子終於克服了天氣的魔咒。

有時候想偷懶一下，休息在家。跟他說，我們今天翹課啦！沒想到他竟然沒意願翹課，反而想去學校。我說：「從沒翹過課，不算是大學生。」學習態度，與昔日動不動就請假一天，不去上課，眞有天壤之別，令人意外之餘，也值得想想前因後果。

出門購物，打開心門

白天他沒課，除了寫作業，就是看看閒書。我也會找機會訓練他自己去購物。有次拿著便條紙，到全聯購買四季醬油，紅砂糖，香油。結果去了半小時都毫無音訊。家裡到全聯不過 5 分鐘的路程（走路），這位王子卻是半小時，還不見蹤影。大約 40 分鐘後，王子終於姍姍來遲。手中卻無醬油。我說你的醬油還在工廠嗎？怎麼沒醬油。他說沒看到四季醬油。我生氣的說，沒有四季不會買五季嗎？那裡至少有好幾種牌子的醬油。不會轉彎的腦子，眞令人頭

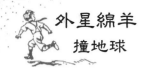

疼。而且還不帶手機，我跟他說，以後出門在外不帶手機，就取消門號。後來去買便當，他就學聰明了。知道打電話告知我們魚排賣完了，要買什麼？我教他說你看著辦。出去買的人可以做主換口味。星王子任何事都要教，不然事到臨頭，完全不知所措。這一路走來的陪伴，終於才明白，打開王子心門的鑰匙，應該如何使用，才有效果。

上課的筆記還算詳細，每天溫習一下。再加點課外讀物，大學課程讀起來，反而比國中高中輕鬆自在。難度不高，甚至有些簡單。文學賞析的詩詞是我們早就會背誦的，再次遇見宛如遇見故人，熟悉美好。

順著課本遊台灣

通識課程的歷史，讀的是《台灣百年人物誌》。這倒是打開另一扇視窗，典型在夙昔，林獻堂夾縫中的民族運動者、熱血男兒蔣渭水、不斷再生的馬偕、殖民者的推手是後藤新平。台灣醫學之父杜聰明，台灣新文學之父賴和。亞細亞的孤兒吳濁流、荒原之泉八田與一，感性的書寫，直接穿透閱讀者的心靈，讓

我們身歷其境般，進入各個主角的生命故事。了解到當年動盪不安的台灣，還有許多可歌可泣的生命故事。這個課考試是申論題，可以 open book，也是準備好久，但是讀了好多以前沒注意到的人物，非常值得。

照舊我們還去了吳濁流故居，八田與一紀念園區。有烏山頭水庫之父之稱的八田與一，雖是日本人，但是把烏山頭水庫視為自己的生命，拼了命的經營過來。後來又疏通嘉南大圳，如此才有嘉南平原，一片綠油油的大地。台灣百年人誌物真的值得一看，沒有他們當年在各個領域努力不懈的奮鬥，就沒有今天富足的台灣，前人種樹，後人乘涼。讀歷史真的有其必要，尤其身在這片土地上，卻不知道台灣史，其實有些悲哀。

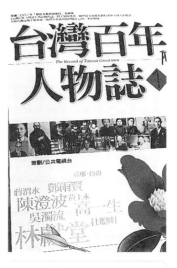

《台灣百年人物誌》

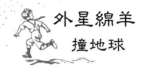

大學課堂，老媽最認真

倒是經濟學就吃足苦頭。生硬的名詞，內容枯燥乏味，因為必修課卻非讀不可，難倒一票人。老師說得口沫橫飛，大家聽得昏昏欲睡。我自己也聽得很頭大。幸好考試是選擇題，不然真不知道怎麼讀？

每個第一堂課，老師都會說明，如何考試？分數比例怎麼配套？點不點名？需要配合什麼？都會清楚無誤的說清楚講明白。碰到宣示不點名的教授，同學們會歡聲雷動。但下一句，每學期點兩次，這兩次是不定時的，沒到就當。

比較難適應的是，學分制關係，老師經常只上一個學期。有如曇花一現，驚豔卻無法長留。尤其對印象不錯又教得好的老師，只有一學期的相處，感覺滿遺憾。

休憩系台灣地理必然有，這個最順手。老師有300題題庫，兒子可以輕易記住。

期中考、期末考的時候，會接到許多求援的電話。來上課的同學，很多是來混文憑，沒聽課只玩手機比比皆是。全班六七十人，最用心聽課的，大概只有我這個沒交學費的旁聽生。考試到了，才知道書到

用時方恨少。我的筆記瞬間水漲船高變成熱門商品，唉！好像誤惹了不少麻煩。

老媽跟潮流，也拿 Note 10

拿智慧型手機，也是一個傳奇。當初姊姊買 S3，因為稀奇，就借來玩玩，結果手賤亂摸亂按，惹得姊姊心疼不已！火大的我，當晚就去辦一支 S3，直到現在，晉級 Note 10 了（期間曾換 Note 5）。姊姊說我一開始就用高階手機，就會一直沿用，因為從高階換低階，是很痛苦的，回不去的奢侈，這倒是至理名言。天下無難事，只怕有心人。很快的，不會電腦的我，已經能駕輕就熟玩起手機。因為是自己的，不必擔心被碎唸，愛怎麼按怎麼玩都可以，不怕手機壞了。

一切剛剛好，我會用智慧型手機了，解決不會電腦的困擾。兒子早就學會電腦，可是打字像蝸牛。大學需要有 line 的班群，我很快就可以幫老師搞定。

每個老師點名的方式不同。有的用簽名方式，有的直接現場唱名。防止學生作怪，簽名的單子老師交給我保管。我變成名副其實的地下班長。

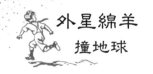

同學們都叫我大姊。我請大家稱呼爲阿姨。告訴他們我不會因爲被你們叫姊姊，就變年輕。想想女兒都比這群孩子們大很多。在這裡裝嫩裝年輕，眞的做不到。大家初相識，客氣又疏離。有一位青年，自認很懂身心障礙的孩子，認爲媽媽不需要亦步亦趨的跟隨，把兒子當媽寶。我不想理會，但是他越說越難聽。踩到我的紅線，舌劍唇槍一整節課（在班群），從此班上同學知道阿姨不是軟柿子。對於交友向來禮尙往來，你有情我就有義。絕對不委屈求全，以德報怨絕對不可能。我喜歡以直報怨，以德報德。待人接物處世原則，就是你怎麼待我，我就怎麼回應你。世事洞明皆學問，人情練達即文章。人生苦短，不委屈求全，也不諂媚於人。假作眞時眞亦假，無爲有處有還無。有些人有些事，不必強求。畢竟，命裡有時終須有，命裡無時莫強求。凡事盡人事，其他的就聽天由命。

保持前兩名，體育也 90

期中考成績一發下來，看到分數簡直閃瞎我的眼睛。竟然竟然還考第二名。哇哇哇哇哇哇！兒子從

小到大，第一次成績這麼亮眼。（大隻雞慢啼是這個意思嗎？）開心雀躍幾乎要放煙火慶祝，昭告天下。他小時候苦學苦讀的詩書，終於在大學大放異彩，進而發光發熱。心裡澎湃激昂，千滋百味迴轉，無人能懂啊！那又如何呢？呵呵呵呵呵呵，開心得想大叫，我做到了！我做到了！滴水終於穿石了！

之後大二大三大四，他幾乎都是前兩名。不管是考試、作業、還是報告，認真負責的寫，認真的背，還有認真的收集資料。每個學期都有獎學金，第一名 5000 元，第二名 3000 元，加上每一學年還有一萬多元的（身心障礙）獎金。這樣一分攤，他的學費其實是不多。

體育課老師沒刁難。第一次投籃進球算成績，只要能在五分鐘內投進 5 球，加上上課出席就可以過

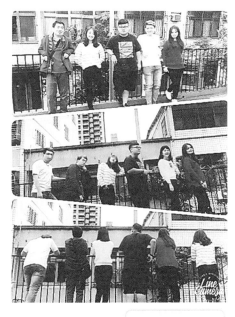

大學的同組

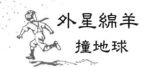

關。第二次考桌球。籃球可以回家練，桌球對手腳不
俐落的他，難度很高。幸好有位桌球達人出現，餵球
超級厲害！讓兒子以 90 分通過。我不熟悉這位同
學，但她卻默默雪中送炭，緊要關頭送暖。那種心情
真的不知道如何形容，感謝感激也感動。素昧平生的
同學及時解救我的燃眉之急。可能平日極少碰到這麼
溫暖的人，特別觸動我的心，難忘的情誼深刻留在心
中，銘心刻骨。

　　大二時期開始，報告多了起來。而且指定最好 3
至 5 人團隊。我們與兩位愛心美女同組（當時是我邀
請），之後一直是一個完美組合，分工合作，配合得
天衣無縫，常常拿高分。後來兩位帥哥來拜託收留，
組員就更強大。班上的第一第二常常是我們包辦。

娛樂節目樣樣來

　　最難忘的是班導的課。竟然辦一場「亞蒂菲之
夜：村姑選美大賽」，為了成績，人人豁出去。好幾
組都是男生反串，卯足全力妝扮窈窕，我們組員當然
不落人後，準備了無數道具，還拜託姑姑下海幫忙裝
飾斗笠，忙得不亦樂乎。兩班一起比賽，戰況激烈。

每個不同樣貌的村姑一上場，都惹來圍觀的同學驚呼連連，笑聲不斷。尤其是男生反串的，搖搖擺擺的臀部，三吋金蓮般慢慢移步，時不時拋個媚眼，詼諧逗趣的模樣。簡直笑翻眾人。在無數組員爭相競技，搔首弄姿千嬌百媚。但是回眸一笑百媚生，眾生粉黛無顏色。我們的美女從中不負眾望脫穎而出。第一名還是我們拿到了！可喜可賀！

畢業謝師宴，理所當然我操刀。打工的孩子們，捨不得那個費用，師長們也興致缺缺。不過我真心希望想留下完美的回憶，再轉身離開。因此還是舉辦班級惜別會，五星級酒店的歐式自助餐，但價格親民。因為當時正好舉辦旅行展，飯店為促銷活動，有特別優惠。為此跑了好幾趟旅展，主要是同學們出爾反爾，參加的意願猶豫不決，搞得我都很想霸氣的說，大家都來，我請客。礙於阮囊羞澀，無法如此瀟灑，沒錢就沒任性的資本。結果吃完午餐，同學們竟然還有 KTV 之約。兒子第一次參與這種聚會，開心異常。雖然他沒唱歌，看見同學們搶麥克風，還是無敵歡欣。我也才知道，有些同學歌聲迷人，才華橫溢。而且還為了取悅我，輪流唱我喜歡的劉若英的

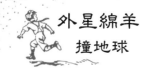

〈後來〉。好溫馨啊！之後才知道，這一票人會來KTV，是有人過生日。他們把蛋糕抹在壽星的臉上，開心的玩鬧。人不輕狂枉少年，這個生日，壽星大概一輩子都記得。

為了省下費用，集中火力，只拍班上紀錄，我利用手機，並且拜託二姊幫忙。兒子電腦操作不順時，二姊接棒，完成我們班上自己的畢業紀念冊。希望留下美好的回憶。現在回首起來，真的很懷念。四年相聚如夢似幻，呵呵呵，此情可待成追憶，只是當時已惘然。

追劇看人生

二十多年來，從泥沼裡一路掙扎攀爬，渡過無數的風風雨雨，穿越千山萬水，心靈其實需要常常澆灌。

書籍是全人類的營養品，果然是真理，拯救了營養不良的我。不管是教養的也好，歷史小說也行，連載的漫畫，幾乎來者不拒。有書就能立即忘憂。曾經為了看剛出爐的《流星花園》，看到忘記去接在女中上課的女兒。這個事件當然是家裡三不五時，拿來

消遣我的最佳利器。不過女兒也說,只要媽媽迷上的漫畫,她就可以看到最新出爐熱呼呼的漫畫,而且不用出錢。所以只要她們喜歡的書,常常會引誘我看。

另一件豐功偉業,為了看《流星花園》的卡通版,家裡裝上第四台。本來只有 MOD。也被孩子們嘲諷。果然只許州官放火,不許百姓點燈。當時女兒正處於水深火熱的高中時光,我們家其實很少開電視,最了不起看個新聞而已!但是《流星花園》也是她們的最愛,怎能錯過。不過,三個月後,卡通《流星花園》播完,就取消第四台。

自己當然也有自己喜愛的作者。二月河的帝王系列(康熙、雍正、乾隆),就讓我經常看到三更半夜,捨不得睡覺。那個歷史故事,尤其是雍正奪嫡上位過程,精彩萬分,瞠目結舌之餘,內心感慨萬千,鳥盡弓藏,兔死狗烹似乎是帝王的必要手段。連康熙都不得倖免。帝王只會要求老百姓,遵守四維八德。而自己卻是忘恩負義過河拆橋。雍正成功奪位後,怕成功的秘密外傳,燒死一票功臣。這一段內容讓我低徊不已!一定要這麼殘忍嗎?雍正的下場,正好說明,天道好還,高高在上的帝王,也逃不過因果報

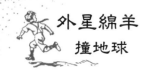

應。而書中許多人物，在未遇明主賞識前，各個都是謙謙君子，一旦大權在握，不同的嘴臉立刻上演，也讓我深刻體會到，「仗義每多屠狗輩，負心最多讀書人」的真諦。應該說貪心最多做官人。

大體而言，越是聰明才智過於常人，越是無情無義，因為腹黑也深刻體會，人不為己，天誅地滅。他們自己的權力與利益最重要，他們活著是為追求更上層樓的一切。其他都是墊角石，想想為何？一將功成萬骨枯。權力高層對於論語、孟子，仁愛忠義，只是要百姓遵行，讓執政者更輕鬆掌控。所以，只許州官放火，不許百姓點燈。那個時代女人不是人，可以隨時隨地拋棄，或當作禮物送予他人，超級可悲可憫。可能以現代人的眼光看從前，常常讓我義憤填膺，對帝王言行不一，憤慨不已！愛情在他們眼中就是一個笑話。愛看又愛評論，我常常在車上說這些雜七雜八的故事。聽得孩子們常常問下期劇情發展如何？

我就賣起關子，要知道最後結局，請自行看書。兒女們愛看書，大概就是聽媽媽瞎掰而來。甚至青出於藍，而勝於藍。大公主簡直是書蟲，一天到晚

喊著家裡沒書可看。其實早就書滿為患。建議她們在圖書館借就好，可是他們覺得自己的就是好，什麼時候想念，立刻可以重溫舊夢。《流星花園》、《灌籃高手》、《名偵探柯南》、《愛的魔怪》、《銀河英雄傳說》，書多到不及列載。都是一套一套收藏，連《蠟筆小新》、《哆啦 A 夢》，都在收買之列。柯南至今還在連載，也是醉人的長青樹。其實能看懂漫畫，也要有兩把刷子，不然是無法懂的。所以我從來不禁止孩子看漫畫。覺得漫畫是進入閱讀世界的跳板。識得書中好滋味，才會去打開書。

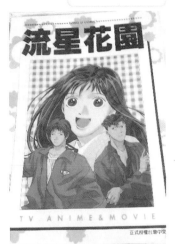

《流星花園》

吸取書籍養分

中國古典文學也很迷人，《紅樓夢》、《西遊記》、《今古奇觀》、《聊齋》、《三國演義》、《老殘遊記》、《唐人傳奇》、《濟公傳》、《包公傳》、《水滸傳》等等，古文較難懂，兒子看白話文，我看原文。多如

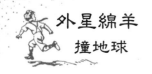
牛毛的書海世界，只要打開書就能撫慰心靈，分散了憂傷。

　　幾米的書也是本本都買，愛他的圖也愛他的文字。好多小小的故事，卻有大大的啟示。《你們我們他們》訴說著關於愛情，每個人都有話說。最後一頁卻是關於愛情，我無話可說。書中內容當然寫盡錯縱複雜的愛情關係，彷彿連續劇般的狗血。很療癒心靈也引人深思。而《履歷表》一書，在第一頁的引言：「儘管人生漫長，但履歷表最好簡短。」最後一頁是：「當我填寫履歷表時，我就開始練習說謊。」道盡無數人面對現實的無奈心聲。幸運兒，是最幸運也是最不幸運，許多人一輩子辛苦追尋的夢想，董事長（主角）輕易擁有。後來背後長出翅膀，轟動一時，受到無數人的追捧與羨慕，但是最後結局卻令人不勝唏噓。擁有不平凡的人事後，付出的代價也非常人可以接受。

　　朱德庸的《雙響砲》，也是值得推崇。（報導曾說他也是自閉症孩子）。誇張的漫畫，詼諧的對語，微笑之餘，哲味無窮。後來他又出了一本好書，名為《大家都有病》。以此為例。我跟兒子常常洗腦，告

訴他自閉症的人，不可憐也不可悲，大家都有病，他們還不知道自己是什麼病呢？你只不過是一個症狀而已啦！不必活在別人奇怪的眼神中，他們也沒什麼了不起。很多地方你也不比他們弱。挺起胸膛向前看，自己的日子比別人更加精釆豐富。

　　朱德庸的境遇，倒是很令我羨慕。他的另一半是主編，非常崇拜喜愛才華洋溢的他，明知道他是自閉症候群，放下身段追求，進而結婚生子。朱德庸不喜歡孩子（應該是不知道如何對待），還會跟兒子搶玩具。媽媽會跟兒子說明，爸爸的心中住著一位小小孩，比你還小。包容理解接納，宛如神仙眷侶，這種美好際遇，令人羨慕萬分！彷彿前世就訂下的盟約，恰逢其時的遇見，如約而至的美好！至於好朋友，如果能擁有是幸運，沒有也無妨。清風明月，高山流水，大地萬物都是良朋益友，雖然不言不語，卻眞心相伴一路守護。反觀人類，三不五時為了芝麻利益，背叛友誼三觀盡毀，友情也無情，大自然是最好的見證。

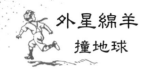

天氣陰，人生才會有感悟

偶爾也會有同學跟我抱怨，她跟兒子打招呼，兒子不理會。面對美女，兒子通常笑臉相迎。這位美女卻讓王子不理睬，可能磁場不和。我倒是沒責備。他也該有自己的自由，不必每次都要笑臉相迎。人與人之間就是一個緣分，合得來就聚，不合就散，緣聚緣散隨緣終始。生命中的過客何其多，來去匆匆的如過江之鯽，何苦為難自己。命中有時終須有，命裡無時莫強求。知音可遇不可求。

開完 IEP 會議後，不出所料，我又是特殊教育家長委員代表。只是，出乎意料之外，竟然有車馬費。

回首往事，晹晹的天空，並非一直陰霾籠罩。時晴時多雲，有時下雨，偶爾狂風暴雨，日子並非天天悲苦。徜徉在青山綠水間，雲來雲往的自在，朝暉夕陰的美好，賞心悅目心曠神怡。當然有美景必有美食互搭。走到哪兒吃到哪兒，這個福氣也是拜星王子之賜。僅僅台北的牛肉麵，我們就吃過數十家，還寫牛肉麵評論，被笑謔可以寫論文了！至於鼎泰豐、高記、各家韓式料理，怎能擦肩而過。當然是走過就不要錯過。

　　天龍國的聖山陽明山，我們比台北人熟。每個登山之路，爸爸都會陪著登頂，無能為力的我就在山下等待。足跡踏遍擎天崗、七星山、小遊坑、大屯山、面天山、二仔坪，甚至東北角的草嶺古道，靈鷲山、富貴角、南雅奇石、鼻頭角、和平島，很多地方還來過多次，完全是自家後花園的概念。八煙聚落造訪多次，野溪也曾體驗。世外桃源的感覺，宛如回到古代。

　　20 多年下來我看過太多太多書籍。跟女兒們一起瘋迷漫畫，一起讀劉墉一起聽演講。一路走來，至少上千本不誇張。所以對於名利與頭銜，向來不屑一顧，甚至很鄙視。不是自視清高，而是想想如康熙，雖然高高在上，當了 60 年的皇帝，最後也是沒能留下什麼？看見那麼多人你爭我奪那個頭銜，實在無言。無聊的人類遊戲，不如看劇，看山看水看雲來雲往，多美妙。

　　政治人物常在舞台上誇下海口，為民服務，台下卻又轉身圖利自己，所以聽其言，觀其行，就知道是政客還是政治家。只是為何滿街都是政客？不見清朗高潔的政治家。只能說世風日下，人心不古。

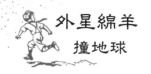

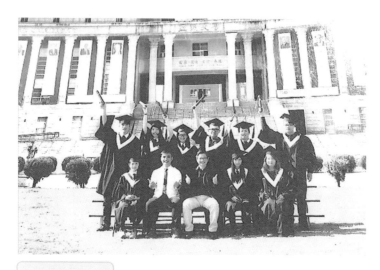

大學畢業照

生命總會在轉彎處遇見美好

　　大學四年，有兩年時間我自己帶孩子。爸爸被派遣到大陸工作。早些年，可以說孩子小拒絕接受，多年以來拒絕太多次，在人矮簷下，不得不低頭。雖無奈只能前往。我自己帶著他，去的景點只能近一些，能耐不足不敢長途跋涉。但也一樣陪著去看工程建設。遠距離的就等爸爸 2 個月後回來兌現。每天 4 次視訊，聊生活日常，兒子會特別報告，各項工程進度。

　　白天除了上課外，餘暇就看電影（MOD）。從電

第六章

影中學習待人接物，觀察人物的變化。當作實際案例分析給他聽，體驗人情世故，雖然有些隔靴搔癢，聊勝於無。誰知道，引起他的興趣，後來找出阿湯哥的所有影片，一一看完。接著又看《007》，樂此不疲，真是敗給他了！不過看他收穫滿滿，神采飛揚。學會舉一反三，還是有說不出的欣慰。春種一粒粟，秋收萬顆子。大概就是這樣的寫照。

　　生命在轉彎處遇見美好！渡過嚴寒的冬天，好像聽見春天的呼喚。畢業了，暘暘獲得全班第一名。服務獎也拿得無愧。意料之外，我倒是獲得校長頒發的特別獎。還被各報刊登在地方版上，出了一下小小的風頭。

　　習慣決定命運。一命、二運、三風水、四積德、五讀書。命由天定，運可改變。優秀也可以是一種習慣，只要願意行動，才能如你所願。打開書本看見另外的視野，而書本就像降落傘，要打開才有用。很欣慰自己願意接受挑戰，知道問題永遠不在別人的身上。最大的貴人是自己，只要不放棄，下一秒就有希望。山不過來，我過去。胡適曾說，要那麼收穫先那麼栽。學如金字塔要能廣大要能高，學得越多，賺

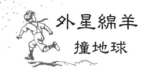

得越大。「給自己也給孩子機會」心態領悟，孩子的
進步指日可待。這是我分享最大的期盼。有位大官的
妻子，也有一個這樣的孩子，她曾說：「未曾暗夜哭
泣者，不足以語人生。」此言道盡我們這種家長的心
聲。同是天涯淪落人，相逢何必曾相識。兒子能在轉
身處，找對方向，認識自己的優勢特色，令我倍感欣
慰。

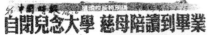

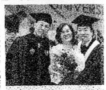

報紙刊登

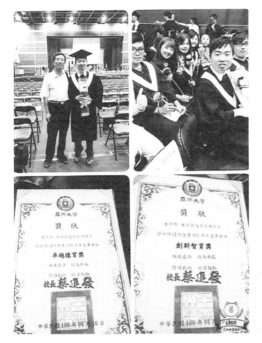

校長領特別獎
給媽媽

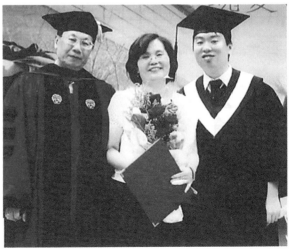

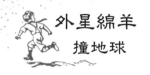

第七章
續攻休憩研究所，兩年戴上碩士帽

喜歡地理，研究西濱休憩

不經一番寒徹骨，焉得梅花撲鼻香？兒子大學未畢業，老師已頻頻招手。甚至有老師直接開口要當他的指導老師。兩位碩士畢業的姐姐，聽到後非常認可。順水推舟就這樣義無反顧踏上碩士之路。

休憩系配合兒子的嗜好，老師建議以西濱快速公路，生態旅遊景點之探討，來做碩士論文。既結合嗜好也符合休憩系。教授希望我們在一年級時，把該修的必修學分，儘快修好修滿，二年級專心寫論文。

很認真的上每一堂課，碩士班真的不一樣。如果說大學生活悠然自得，那麼碩士班就是爬玉山了。課程內容老師的要求，一個比一個嚴格。需要課前預習，課後認真溫故知新，作業多如牛毛。忙碌得有種誤上賊船的感覺。不是辦家家，而是真的須要認真專

注，無比投入的學習，才能達到老師的要求。而且凡事都得靠自己，報告每個人都要上場，不是團隊合作，有人上場報告即可。如此這般的訓練，未來的能力強度一定可以期待，不會「賜你吃，賜你穿，賜你食飽無路用」（台語）。但願這些磨練，能給星王子更寬廣的視野。

　　第一學期開始，就有院長親自上課。聽說嚴格出名。我們剛開始與一般生一起上課，年輕學子看起來朝氣蓬勃，但似乎有些難以親近。院長親自分組，在大夥兒不太認識的情況之下，這倒是不錯的主意。

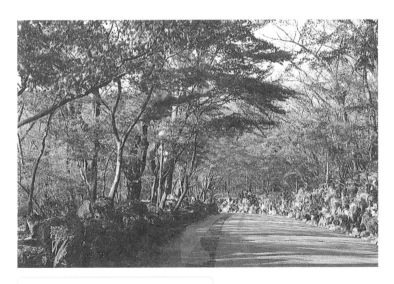

訪問姊妹校，校園美如畫

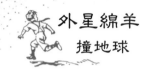

　　但是報告人人都要上台報告，分組只是討論議題，不能夠以組為藉口，上台報告人人都要執行，就像吃飯一樣，自己不吃會飽嗎？

　　也許遇強則強，遇弱則弱。雖然課業壓力很大，但兒子似乎也樂在其中。忙碌卻充實，兩年後，《西濱快速公路生態旅遊景點之探討》，終於在千呼萬喚的期待下，如期完成。其中的甘苦，想必讀過碩士班的人，箇中滋味知之甚詳。當時，經費補助夠，而碩士班休憩系的同學都需要出國旅遊一趟。我們選擇韓國，順道訪問韓國的姐妹校。

老媽陪讀碩士班，人生再邁進

　　楓紅滿天的校園如詩如畫，非常夢幻，簡直就是一個美麗的景點。學校對於旅遊相關科系的用心，從各式各樣的硬體設備齊全，就可以一窺究竟。能借鏡學習的，其實不少。在翻譯忙碌時，我們還自己搭地鐵（捷運），自己操作買卡，四處逛逛，感受異國風情。雖然韓國我已經來過很多趟（老公是韓國華僑），但是這回的旅遊參訪最特別。

　　碩二跟隨指導老師，加入在職專班。有心人士

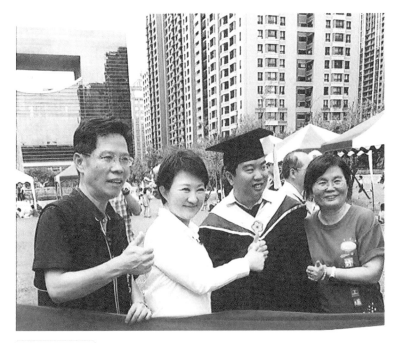

年長，反而比較用功。靈活的課程，讓我們跟著四處
體驗上課。每次都有不同的挑戰。這些課外活動似的
課程，打開眼界。隔行如隔山，果然是至理名言。茶
葉製作過程，糕餅的 SOP，漁村改造的旅遊方式，在
在令我們大開眼界，三百六十行，行行出狀元，一點
都沒錯。

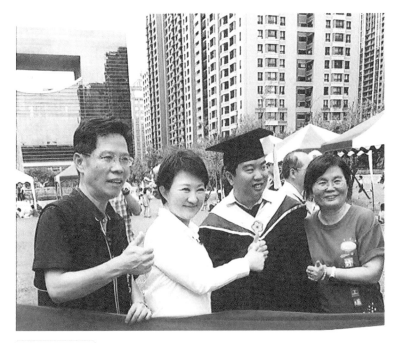

碩班畢業

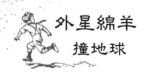

水到絕處是飛瀑，

人到絕境是重生。

20 多年來，再回首如夢一場，

酸甜苦辣全上來，悲歡離合也在其中。

人生雖有遺憾，但努力過、堅持過，

不完美，遺憾卻少了許多。

2022.11.28

人生好似馬拉松，我們還在努力向前走。

前面有許多未知的美景，等著我們來發現。

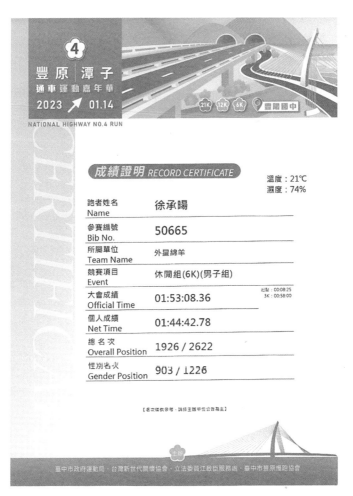

2023 年國道四號豐原潭子段通車路跑
公路控暘暘千呼萬喚的活動

國家圖書館出版品預行編目資料

外星綿羊撞地球／曾陵珍著. ─初版.─臺中市：白
象文化，2023.03
　　面；　公分
ISBN 978-626-01-0997-4 (平裝)

1.CST：自閉症　2.CST：融合教育
415.988　　　　　　　　　　112000474

外星綿羊撞地球

作　　者　曾陵珍

發 行 人　曾陵珍

封面設計　徐承瑜

出　　版　曾陵珍

　　　　　40344台中市西區樂群街162號4樓

　　　　　電話：（04）2372-0433

　　　　　傳真：（04）2472-3214

設計編印　白象文化事業有限公司

　　　　　專案主編：李婕　　經紀人：徐錦淳

印　　刷　基盛印刷工場

初版一刷　2023 年 3 月

定　　價　380 元

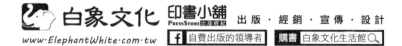

白象文化　印書小舖　出版 · 經銷 · 宣傳 · 設計
www.ElephantWhite.com.tw　f 自費出版的領導者　購書 白象文化生活館